BIBLIOTHÈQUE SCIENTIFIQUE CONTEMPORAINE

LES

POISONS DE L'AIR

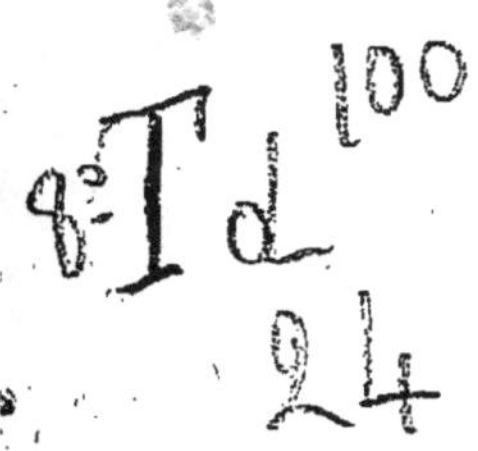

Bibliothèque scientifique contemporaine

A 3 FR. 50 LE VOLUME

Nouvelle collection de volumes in-16, comprenant 300 à 400 pages, imprimés en caractères elzéviriens et illustrés de figures intercalées dans le texte.

80 volumes publiés

DERNIERS VOLUMES PARUS

La science expérimentale, par CLAUDE BERNARD, de l'Institut. 1 volume in-16, avec 19 figures.

L'évolution du système nerveux, par H. BEAUNIS, professeur à la Faculté de Nancy. 1 vol. in-16, avec figures.

Les sens chez les animaux inférieurs, par JOURDAN, professeur à la Faculté de Marseille. 1 vol. in-16 avec 50 figures.

Le transformisme, par Edmond PERRIER, professeur au Muséum. 1 vol. in-16, avec 87 figures.

Les exercices du corps, le développement de la force et de l'adresse, par E. COUVREUR. 1 vol. in-16, avec 80 figures.

Le microscope et ses applications à l'étude des animaux et des végétaux. par Ed. COUVREUR. 1 vol. in-16, avec 120 figures.

Les végétaux et les animaux lumineux, par H. GADEAU DE KERVILLE. 1 vol. in-16, avec 50 figures.

La lutte pour l'existence chez les animaux marins, par Léon FRÉDÉRICQ. 1 vol. in-16, avec 50 figures.

Le lait, par DUCLAUX (de l'Institut), professeur à la Faculté des sciences de Paris. 1 vol. in-16, avec figures.

Sous les mers. Campagnes d'explorations sous-marines, par le marquis de FOLIN. 1 vol. in-16, avec 44 figures.

Ferments et fermentations, par Léon GARNIER, professeur à la Faculté de Nancy. 1 vol. in-16, avec 65 figures.

Les industries des animaux, par Fréd. HOUSSAY, maître de conférences à l'École normale. 1 vol. in-16.

Les anomalies de la vision, par IMBERT, professeur à la Faculté de Montpellier, 1 vol. in-16, avec figures.

Les théories et les notations de la chimie moderne, par A. DE SAPORTA et FRIEDEL. 1 vol. in-16.

La biologie végétale, par P. VUILLEMIN, professeur à la Faculté de Nancy. 1 vol. in-16, avec 83 figures.

Les sciences naturelles et les problèmes qu'elles font surgir, par Th. HUXLEY. 1 vol. in-16.

La vie et ses attributs, par E. BOUCHUT, professeur agrégé à la faculté de médecine de Paris. 1 vol. in-16.

La lumière et les couleurs, par Aug. CHARPENTIER, professeur à la Faculté de Nancy. 1 vol. in-16, avec 21 figures.

BIBLIOTHÈQUE SCIENTIFIQUE CONTEMPORAINE

LES POISONS DE L'AIR

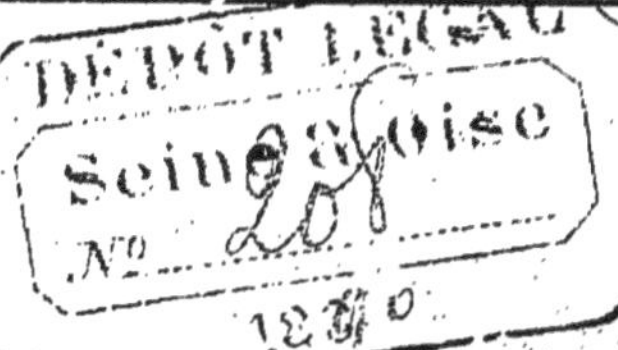

L'ACIDE CARBONIQUE ET L'OXYDE DE CARBONE

Asphyxie et Empoisonnement

PAR LES PUITS,
LE GAZ DE L'ÉCLAIRAGE, LE TABAC A FUMER, LES POÊLES,
LES VOITURES CHAUFFÉES, ETC.

PAR

N. GRÉHANT

Aide-naturaliste au Muséum d'histoire naturelle,
Lauréat de l'Institut.

Avec 21 figures intercalées dans le texte.

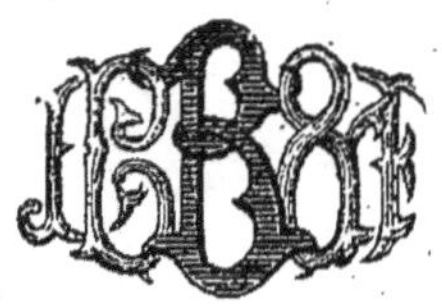

PARIS

LIBRAIRIE J.-B. BAILLIÈRE ET FILS
RUE HAUTEFEUILLE, 19, PRÈS DU BOULEVARD SAINT-GERMAIN

1890

LES

POISONS DE L'AIR

L'ACIDE CARBONIQUE ET L'OXYDE DE CARBONE

Asphyxie et Empoisonnement

PAR LES PUITS,
LE GAZ DE L'ÉCLAIRAGE, LE TABAC A FUMER, LES POÊLES,
LES VOITURES CHAUFFÉES, ETC.

PAR

N. GRÉHANT

Aide-naturaliste au Muséum d'histoire naturelle,
Lauréat de l'Institut.

Avec 21 figures intercalées dans le texte.

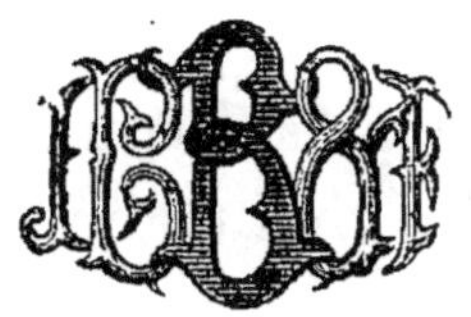

PARIS

LIBRAIRIE J.-B. BAILLIÈRE et FILS

RUE HAUTEFEUILLE, 19, PRÈS DU BOULEVARD SAINT-GERMAIN

1890

Tous droits réservés.

LES

POISONS DE L'AIR

L'ACIDE CARBONIQUE
ET L'OXYDE DE CARBONE

L'air est le premier élément de la vie, et celui dont le besoin est pour ainsi dire continu.

L'enfant qui vient de naître respire avant de prendre le sein de sa mère; l'adulte respire seize à dix-huit fois par minute, tandis qu'il ne mange que deux ou trois fois par jour, et fait passer par son économie 8 000 à 9 000 litres d'air (1), dans le même temps qu'il consomme 2 à 3 litres d'eau.

Mais il faut que l'air soit pur : malheureusement, dans bien des circonstances, il devient

(1) Le nombre des inspirations étant de 17 par minute, si l'on admet que le volume d'une inspiration est égal à $0^l,33$ (un tiers de litre), $17 \times 0,33 = 5^l,61$ par minute.

En 24 heures ou en 24×60 ou 1 440 minutes, le volume d'air qui circule dans les poumons est égal à $1440 \times 5^l,61$ ou à 8 078 litres.

dangereux, parce que son élément respirable diminue.

Il y a lieu de distinguer dans l'air des *éléments normaux* dont les uns sont *essentiels* (oxygène, azote) et dont les autres sont *accessoires* (vapeur d'eau, acide carbonique), et des *éléments accidentels*, dont les uns sont *gazeux* (oxyde de carbone, ammoniaque, hydrogène sulfuré, hydrogène carboné, etc.) et dont les autres sont *solides* (poussières inorganiques ou organiques et germes).

Il n'est pas besoin d'insister sur les dangers que présentent les éléments accidentels, sur la nécessité de les connaître, pour pouvoir les combattre, et sur les applications hygiéniques et physiologiques qui en découlent.

Nos recherches et nos travaux ont surtout porté parmi les éléments normaux, sur l'acide carbonique, parmi les éléments accidentels sur l'oxyde de carbone. C'est à leur étude que ce travail est consacré.

PREMIÈRE PARTIE

L'ACIDE CARBONIQUE

CHAPITRE PREMIER

PROPRIÉTÉS PHYSIQUES ET CHIMIQUES DE L'ACIDE CARBONIQUE

L'acide carbonique est un produit constant des transformations chimiques qui se passent dans les tissus de l'organisme animal.

Il doit être éliminé par des appareils spéciaux, les appareils respiratoires chez les animaux supérieurs ou par la surface du corps, chez certains animaux inférieurs.

ARTICLE 1ᵉʳ. *Préparation de l'acide carbonique.*

Pour préparer l'acide carbonique, afin d'étudier l'action physiologique de ce gaz, on emploie avec beaucoup d'avantage l'appareil à fonctionnement intermittent ou continu de H. Sainte-Claire Deville, formé de deux flacons (fig. 1), ayant chacun une capacité de 10 litres environ et présentant à leur partie inférieure des tubulures réunies par un tube de caoutchouc d'un diamètre égal à celui de chaque tubulure ; ce tube de caoutchouc, dont la longueur est de 80 centimètres environ, est fortement fixé à ses extrémités par des liens de caoutchouc qui exercent une pression constante à cause de leur élasticité et constituent un excellent moyen de fermeture ; on remplit la partie inférieure de l'un des flacons de morceaux de verre ou de porcelaine ou de coke, substances inattaquables par les acides, et l'on recouvre ces fragments, qui doivent s'élever de quelques centimètres au-dessus de l'embouchure, de 3 ou 4 kilogrammes de marbre blanc concassé ; on ferme la tubulure supérieure par un bouchon de caoutchouc, traversé par un robinet métallique, surmonté d'un tube de verre courbé à angle droit ; il ne faut pas attacher le bouchon, car, si la pression devenait trop grande dans l'appareil, il faut que le bouchon puisse sauter pour donner issue aux gaz.

Les deux flacons étant placés sur la même table, on commence par les remplir d'un mélange à volumes égaux d'eau et d'acide chlorhydrique ordinaire ; on ouvre le robinet, le liquide acide pénétrant jusqu'au contact du marbre, il se produit aussitôt du gaz acide carbonique et du chlorure de calcium, qui reste dissous dans l'acide, où il est très soluble; on maintient, pendant quelque temps, le ro-

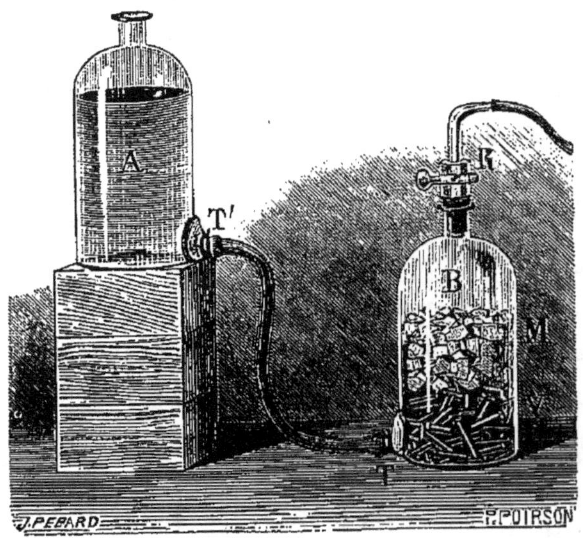

Fig. 1. — Appareil de Sainte-Claire Deville pour la préparation intermittente de l'acide carbonique.

A, flacon contenant de l'eau acidulée; B, flacon contenant le marbre et l'eau.

binet légèrement ouvert, pour que l'acide carbonique chasse complètement l'air du flacon, puis on ferme ce robinet, et l'acide carbonique se produisant toujours, tant que l'acide baigne le marbre, remplit ce flacon et déplace l'acide qui remonte par le tube de caoutchouc dans le flacon voisin; il arrive même presque toujours qu'un excès de gaz acide carbonique pénétrant dans ce flacon s'échappe en bouillonnant à travers le liquide qu'il contient.

ART. 2. *Purification et analyse de l'acide carbonique.*

L'acide carbonique, ainsi préparé, entraîne toujours quelques vapeurs d'acide chlorhydrique, dont il est utile de le débarrasser, en faisant passer le gaz à travers une éprouvette à pied à tubulure inférieure ou dans un flacon de Woolf, ou un flacon de Durand contenant une dissolution de bicarbonate de soude dans l'eau; l'acide chlorhydrique entraîné est retenu par ce liquide, qu'il décompose en donnant de l'acide carbonique et du chlorure de sodium.

Pour s'assurer de la pureté de l'acide carbonique, on emploie le même procédé, qui sert chaque fois que l'on fait l'analyse de ce gaz; on introduit dans un tube gradué sur l'eau ou sur le mercure un certain volume de gaz que l'on mesure, puis on fait passer dans le tube un morceau cylindrique de potasse, et l'on agite avec de l'eau.

Si l'acide carbonique est pur, le gaz est complètement absorbé, et en ouvrant dans l'eau le tube fermé avec le pouce recouvert d'un doigtier de caoutchouc, on voit l'eau monter jusqu'au sommet du tube.

Si l'acide carbonique est mélangé d'air, le mélange d'azote et d'oxygène n'étant pas absorbé par la potasse, reste, et l'on en mesure le volume.

Lorsque l'on veut faire un mélange d'air ou d'oxygène et d'acide carbonique en proportions déterminées, il faut s'assurer d'abord de la pureté de l'acide carbonique.

Art. 3. *Extraction des gaz contenus dans un liquide.*

En exposant la série des recherches qui ont été faites sur l'action toxique de l'acide carbonique et de l'oxyde de carbone, j'aurai souvent l'occasion de parler de l'extraction des gaz du sang ou des liquides; il est donc nécessaire que je décrive ici l'appareil dont je me sers depuis longtemps, et qui est adopté dans un grand nombre de laboratoires de physiologie.

§ 1er. *Appareil de Gréhant.* — Cet appareil se compose d'une pompe à mercure et d'un récipient spécial.

Pompe à mercure. — La pompe à mercure, dont on se sert en Allemagne et qui est construite par Geissler, est plus compliquée que celle que j'emploie et qui est construite, à Paris, par Alvergniat.

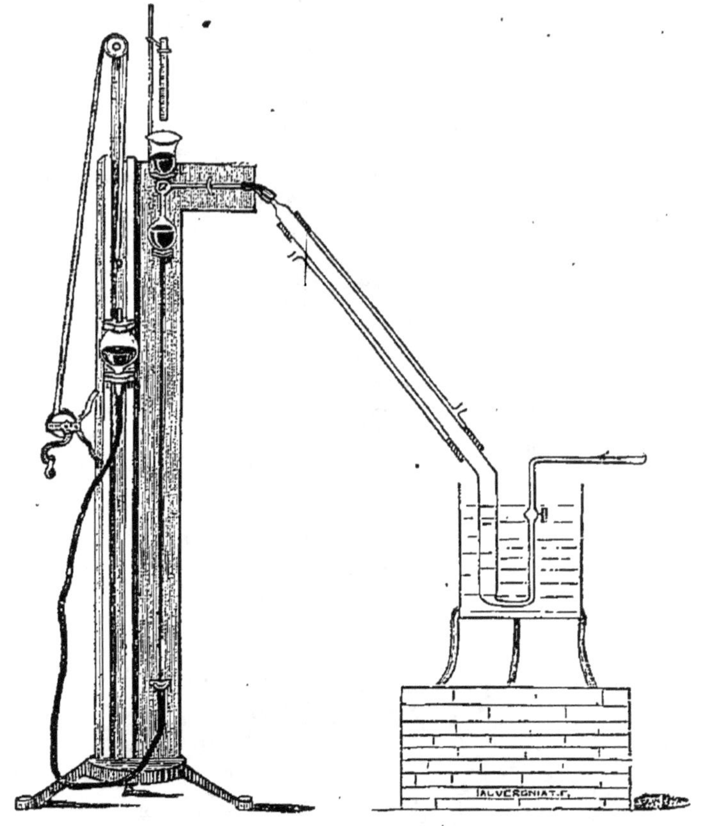

Fig. 2. — Pompe à mercure pour l'extraction des gaz du sang.

Un tube barométrique, long de 1 mètre, fixé contre une planche verticale, présente un renflement de forme ovoïde, dont la capacité est de 1 litre ou de 1/2 litre (fig. 2 et 3). A la

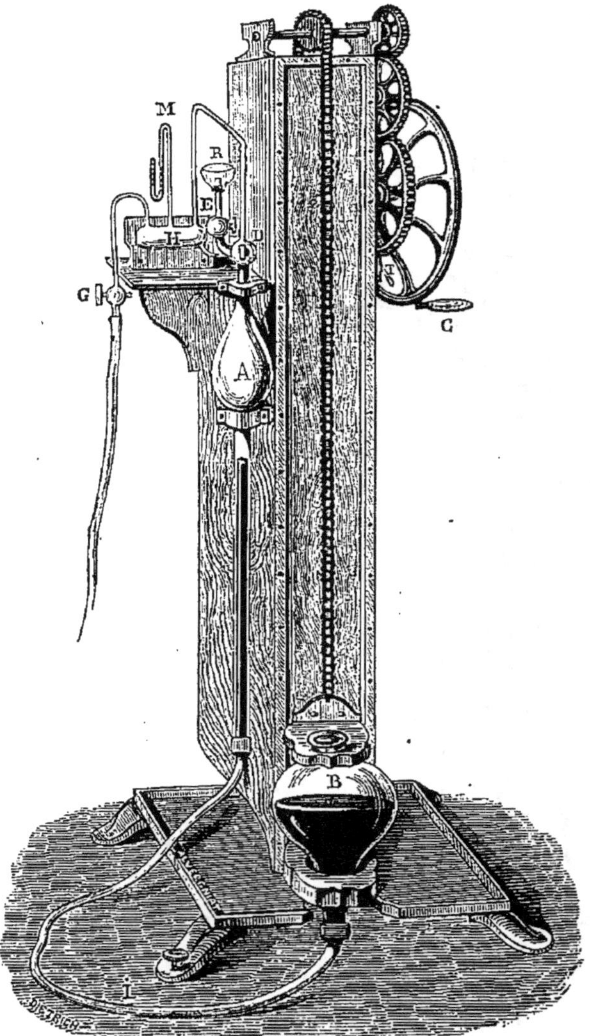

Fig. 3. — Autre forme de pompe à mercure.

A, ampoule barométrique; B, réservoir à mercure mobile; C, manivelle
faisant monter ou descendre le réservoir; D, robinet à trois voies; E,
tube vertical de communication avec la cuvette R; H, tube de communication avec le tube extracteur; G, robinet par lequel arrivent les gaz
du sang; i, tube de caoutchouc faisant communiquer l'ampoule barométrique et le réservoir à mercure.

partie supérieure, le constructeur a soudé un robinet de verre à trois voies dont l'enveloppe porte un tube vertical et un tube horizontal; ce robinet, qui est identique à celui que Regnault a employé dans un grand nombre de ses appareils, est la pièce principale qui permet d'établir ou d'interrompre la communication entre la chambre barométrique et l'un ou l'autre de ces tubes; le tube vertical s'élève jusqu'au centre d'une petite cuve de verre ayant la forme d'une cloche cylindrique tubulée à sa partie inférieure et à sa partie supérieure; un bouchon de caoutchouc sert à fixer cette cloche sur le tube vertical; le tube horizontal est uni par un tube de caoutchouc épais au récipient dans lequel on doit faire le vide : à la partie inférieure du tube barométrique, on a fixé un tube de caoutchouc entoilé long de $1^m,30$ environ, dont l'autre extrémité vient s'attacher au fond d'un réservoir mobile; l'ampoule de verre ovoïde d'une capacité supérieure à celle de la chambre barométrique, qui forme ce réservoir, est fixée sur un petit chariot qui glisse dans une coulisse verticale, et se trouve soutenue par un ruban de fil qui s'enroule sur une poulie supérieure et vient s'attacher à une seconde poulie munie d'une manivelle.

Le récipient que j'emploie le plus souvent
est formé d'un ballon de verre à parois épaisses
de 1 à 2 millimètres, d'une capacité de
500 centimètres cubes, auquel on
a soudé un tube de verre long de
1 mètre et large de 2 centimètres
environ, terminé par une extrémité
de forme olivaire qui est unie au
tube de caoutchouc attaché au
tuyau d'aspiration de la pompe ou
bien par un bouchon de caoutchouc
et un robinet de fer (fig. 4) : autour de ce long col on a fixé à
l'aide de bouchons de caoutchouc,
percés de deux trous, un long manchon de verre que l'on fait traverser
par un courant d'eau froide qui a
pour but de détruire la mousse que
donne en bouillant dans le vide un
liquide albumineux comme le sang;
le courant d'eau entrant à la partie
inférieure du manchon remplit
l'intervalle qui sépare ce cylindre

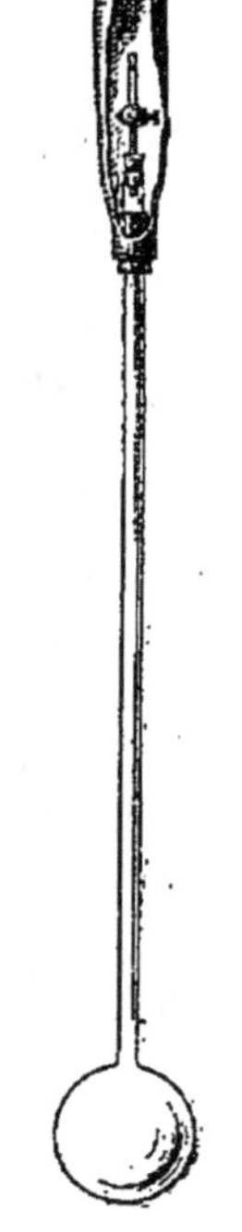

Fig. 4. — Ballon
récipient fermé
par un robinet
de fer.

de verre du col du ballon, puis pénètre dans un
manchon cylindrique de caoutchouc qui sert à
envelopper d'eau le tube de caoutchouc et le
tuyau d'aspiration de la pompe; l'eau s'échappe
ensuite par un tuyau de plomb qui traverse un

bouchon de caoutchouc à deux trous fixé sur le tuyau d'aspiration.

Autour du robinet de la pompe, j'ai fait construire et adapter par Alvergniat un manchon de métal, formé de deux pièces réunies par des feuilles de caoutchouc et des vis, que l'on maintient rempli d'eau. Cette fermeture hydraulique est indispensable et donne une si grande sécurité que la pompe à mercure garde le vide indéfiniment, quand même le graissage du robinet n'aurait pas été renouvelé assez souvent.

Dans tous les appareils que je réunis à la pompe à mercure, j'ai toujours soin d'envelopper complètement d'eau les points par lesquels l'air pourrait rentrer dans le vide.

Je vais maintenant exposer le mode d'*emploi de la pompe à mercure.*

Le réservoir mobile est porté à la partie supérieure de la planche support; on le remplit de mercure après avoir établi, à l'aide du robinet placé dans la position 1 (fig. 5), une communication entre la chambre barométrique et le tube vertical, qui est son prolongement; le métal s'élève au même niveau dans les deux tubes communicants, et se déverse dans la petite cuve à mercure. Cela fait, le robinet de verre est tourné d'un huitième de tour dans la position (2), et les trois tubes que porte l'enveloppe du robinet sont fermés ; le réservoir mobile est abaissé à la partie inférieure de la pompe ; on répète ainsi l'expérience de

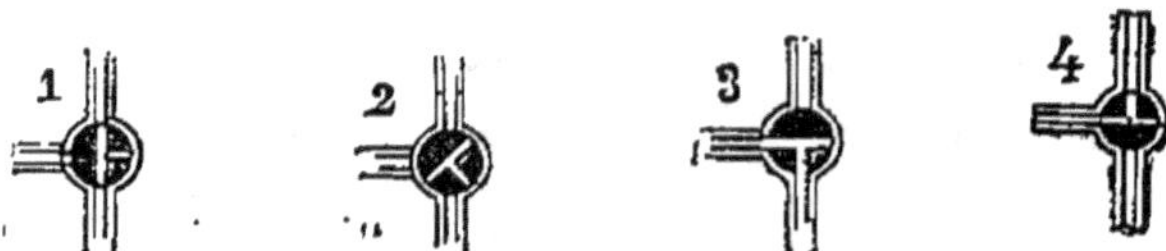

Fig. 5. — Positions du robinet de la pompe à mercure.

Torricelli : le mercure descend et laisse la chambre barométrique vide d'air. Un récipient comme celui que représente la figure étant fixé au tube horizontal, tournons le robinet dans la position (3) ; l'air du récipient se répand dans la chambre barométrique, le mercure descend ; ramenons le robinet dans la position (2), élevons le réservoir jusqu'en haut : l'air extrait diminue de volume, se comprime, et le robinet placé dans la position (1) laisse passer les gaz à travers le mercure de la petite cuve.

Par plusieurs manœuvres semblables, plus longues à décrire qu'à exécuter, on obtient dans le récipient un vide très parfait, et si les parois intérieures du ballon immergé dans un bain d'eau chaude sont couvertes d'eau, la vapeur d'eau qui se forme instantanément dans le vide chasse les dernières portions de l'air contenu dans le récipient, et l'on obtient le vide absolu, sauf la vapeur d'eau ; la pompe à mercure offre sur la machine pneumatique ordinaire un grand avantage : il n'y a pas d'espace nuisible, le mercure venant toucher la clef du robinet.

On reconnaît que le vide est absolu à deux caractères :

1° Le mercure vient choquer le robinet et produit un bruit sec ;

2° En tournant ensuite la clef on ne voit pas s'échapper la moindre bulle d'air à travers le mercure de la petite cuve.

Le choc doit toujours être amorti par un procédé qui a été indiqué d'abord par le docteur Jolyet, professeur à la Faculté de médecine de Bordeaux, et qui consiste à comprimer entre les doigts le tube de caoutchouc qui réunit le réservoir mobile au tube barométrique ; on empêche ainsi le mercure de passer, et on le fait arriver ensuite avec une faible vitesse contre le robinet ; si l'on néglige cette précaution, on brise très souvent la pompe.

Avant de faire manœuvrer cet instrument, il est très utile de faire dans le récipient un vide approché à l'aide d'une trompe métallique

de Golaz ou d'une trompe de verre d'Alvergniat ; on fixe alors, à l'aide d'un tube de caoutchouc à parois épaisses sur le tube qui surmonte le robinet, une pipette de verre qui
est fixée à un tube de plomb soudé au tuyau
d'aspiration de la trompe ; si l'on dispose
d'un robinet d'eau soumise à une pression de
5 à 10 mètres, la trompe est si active qu'elle
fait dans le récipient un vide approché ; la
pipette a pour usage d'empêcher le mercure de
pénétrer dans le tuyau métallique ; lorsque
la trompe a produit tout son effet, on fait
manœuvrer la pompe à mercure, et on obtient
le vide absolu par quelques mouvements d'élé-
vation et d'abaissement du mercure.

§ 2. *Extraction de l'acide carbonique d'une
solution aqueuse, qui renferme un volume connu
de ce gaz.* — Pour montrer avec quelle perfection la pompe à mercure permet d'obtenir
l'acide carbonique contenu en solution dans
l'eau, j'ai fait l'expérience suivante, qu'il est
très facile de répéter :

Un ballon de verre presque rempli d'eau
distillée reçoit un bouchon de caoutchouc traversé par un tube droit de verre ; l'eau est
maintenue à l'ébullition pendant une heure ;
au bout de ce temps, on ferme l'entrée du tube

avec le doigt recouvert de caoutchouc, et le ballon tenu avec une pince de bois est retourné au-dessus d'une cuve à mercure, dans lequel plonge l'extrémité du tube; le métal monte dans le ballon, et l'eau qui reste au-dessus ne présente aucune bulle de gaz; on attend quelques minutes pour que l'eau soit complètement refroidie.

On prépare de l'acide carbonique pur à l'aide de l'appareil qui a été décrit ci-dessus; avant d'employer le gaz, on le soumet à l'analyse : $40^{cc},5$ de gaz sont recueillis sur le mercure, un morceau de potasse introduit avec un peu d'eau absorbe $40^{cc},1$ d'acide carbonique pur, et il reste seulement $0^{cc},4$ d'air. Dans le même tube gradué bien lavé avec de l'acide chlorhydrique étendu et de l'eau distillée, pour qu'il ne reste pas de potasse, on recueille sur le mercure exactement le même volume de gaz dont la composition est maintenant connue, et l'on fait passer les $40^{cc},5$ d'acide carbonique dans l'eau distillée purgée d'air, sur le mercure, avec un entonnoir à gaz; l'eau absorbe complètement le gaz. Le récipient étant vide, on fixe sur le tube de verre qui est au centre de la petite cuve à mercure un long tube de caoutchouc capillaire à parois épaisses, qui est rempli de mercure, et que l'on introduit dans le ballon de verre jusqu'à la partie supérieure de la solution d'acide carbonique; en tournant le robinet en position (4), on fait passer dans le récipient la totalité du liquide, dont le volume était égal à 315 centimètres cubes, et même un peu de mercure, pour qu'il ne reste pas d'eau dans les conduits.

Deux manœuvres de la pompe donnent.	$40^{cc},0$ de gaz.
La potasse absorbe	39 $,6$ CO_2.
Reste.	0 $,4$ d'air.

Trois nouvelles manœuvres de la pompe donnent.	$0^{cc},55$ de gaz.
La potasse absorbe.	0 $,5$ CO_2.
Reste.	0 $,05$ d'air.

Ainsi, on a obtenu $40^{cc},1$ d'acide carbonique pur, c'est-à-dire exactement le volume que l'eau avait absorbé, et $0^{cc},45$ d'air au lieu de $0^{cc},4$ que l'eau avait absorbé; ce résultat montre combien est grande l'exactitude du procédé.

§ 3. *Extraction des gaz du sang.* — Je ne puis me dispenser de parler ici de l'extraction des gaz du sang, qui se fait avec la plus grande facilité à l'aide de mon procédé, car cette opération nous fournira des données très importantes que je dois compléter encore en m'occupant de la mesure du plus grand volume d'oxygène ou d'oxyde de carbone que le sang peut absorber, ou de la *capacité respiratoire* de ce liquide.

On savait déjà, au XVIIe siècle, que le sang abandonne des gaz dans le vide, et Humphry Davy a montré, à la fin du XVIIIe siècle, qu'en chauffant le sang on obtient de l'oxygène et de l'acide carbonique.

Magnus a cherché, plus tard, à déterminer la composition des gaz que le sang abandonne au vide; son procédé consistait à faire arriver du sang dans une cloche pleine de mercure, à défibriner le sang par l'agitation, puis à mettre cette première cloche munie d'un robinet à la partie supérieure, en communication avec une deuxième cloche pleine de mercure vissée au-dessus de la première; le tout était placé sous une grande cloche rodée sur la platine d'une machine pneumatique; en faisant le vide, on voit le mercure et le sang s'abaisser dans la première cloche et des gaz se dégager au-dessus du sang; avant de faire passer ces gaz dans la cloche supérieure, on attend que la mousse se soit détruite, on laisse rentrer l'air dans le récipient, on ouvre le robinet qui sépare les deux cloches, et l'on fait passer les gaz dans la cloche supérieure, qui est graduée, et qui sert à les mesurer et à les analyser.

Ce procédé, qui est excellent pour démontrer la présence des gaz dans le sang, est très imparfait si l'on veut obtenir sans altération la totalité des gaz contenus dans ce liquide ; le dégagement des gaz est lent et incomplet, et au contact du sang, les gaz réunis dans la cloche peuvent être absorbés de nouveau ; l'oxygène, en particulier, peut être fixé de nouveau par les globules et transformé en acide carbonique.

La pompe à mercure est bien préférable, car elle permet d'extraire rapidement les gaz du sang chauffé à une certaine température ; elle a été employée par M. Ludwig et par ses élèves, MM. Setschenow et Schoffer, qui publièrent un grand nombre de résultats, parmi lesquels j'ai choisi ceux qui sont inscrits dans le tableau suivant.

100 CENTIMÈTRES CUBES DE SANG DE CHIEN

	ACIDE carbonique donné par la pompe	CO_2 combiné.	CO_2 total.	OXYGÈNE	AZOTE	
Sang artériel......	37,2	3,0	40,2	21,6	1,6	Setschenow.
Sang de l'asphyxie.	50,2	5,3	55,5	traces.	1,6	
Sang artériel......	34,8	traces.	34,8	20,0	1,6	Schoffer.
Sang veineux.......	36,6	2,2	38,8	16,6	1.5	
Sang artériel......	35,2	0,9	36,1	22,3	2,3	
Sang veineux......	39,8	2,0	41,8	13,7	1,5	

Ces gaz ont été ramenés secs à zéro et à la pression de 760 millimètres.

L'acide carbonique combiné, dont le volume est très petit par rapport à celui que les manœuvres de la pompe permettent d'obtenir, a été dégagé par l'addition au sang d'une petite quantité d'acide tartrique ou d'acide acétique.

La comparaison des résultats montre que le sang artériel contient plus d'oxygène et moins d'acide carbonique que le sang veineux, et la différence est très significative, car nous voyons que le sang veineux qui traverse les poumons perd de l'acide carbonique et absorbe de l'oxygène; ainsi 100 centimètres cubes de sang artériel contiennent de 4 centimètres cubes à 5^{cc},7 d'acide carbonique de moins que le sang veineux, tandis qu'ils renferment de 3^{cc},4 à 8^{cc},6 d'oxygène en plus.

Le sang de l'asphyxie contient beaucoup plus d'acide carbonique que le sang artériel, et il renferme plus d'oxygène.

ART. 4. *Mesure du volume de sang qui traverse les poumons en un temps donné* (1).

Nous nous sommes occupés, M. Quinquaud et moi, de la recherche comparative des gaz du sang veineux pris dans le cœur droit, et du sang artériel, en vue de mesurer, par un procédé très simple, le volume de sang qui traverse les poumons en un temps donné.

Deux appareils à extraction des gaz du sang sont disposés l'un à côté de l'autre de manière que les deux ballons des récipients soient plongés dans le même bain d'eau chauffé à 60 degrés, température maintenue par un régulateur de M. d'Arsonval (fig. 6).

On a fixé sur chaque robinet à trois voies des pompes un tube de caoutchouc qui se trouve au centre de la petite cuve à mercure.

Nous introduisons chez un chien, par une veine jugulaire externe, une sonde d'étain dans le cœur droit, et nous sommes sûrs que l'extrémité de la sonde a pénétré dans le ventricule quand le bout libre traduit au dehors les bat-

(1) Gréhant et Quinquaud, *Comptes rendus de la Société de biologie,* 2 avril 1886.

tements produits par les systoles ventriculaires; un ajutage présentant une extrémité rétrécie est fixé dans l'artère carotide.

Avec deux seringues de même volume gardant très bien le vide, nous aspirons simultanément les deux sangs qui diffèrent par la couleur, le sang veineux étant d'un rouge plus sombre que le sang artériel.

Nous injectons chaque échantillon de sang dans chaque récipient, vide absolument, en tournant le robinet de la pompe en position (4).

Après le sang, nous faisons pénétrer dans les récipients un certain volume de mercure pour chasser dans les ballons le liquide et la mousse qui restent dans le tuyau d'aspiration et dans le long col.

Nous recueillons les gaz en faisant manœuvrer simultanément les deux pompes, et nous les analysons : l'acide carbonique est absorbé par la potasse, l'oxygène par l'acide pyrogallique qui, en présence de la potasse, absorbe peu à peu et complètement ce gaz; l'azote reste.

Nous avons trouvé, dans tous les cas, que le volume d'acide carbonique fourni par le sang veineux a été plus grand que celui qui était contenu dans le sang artériel.

Cette différence mesurée en centimètres cubes nous permet de calculer le poids d'acide carbonique que 100 centimètres cubes de sang perdent en traversant les poumons.

Nous déterminons en second lieu le poids

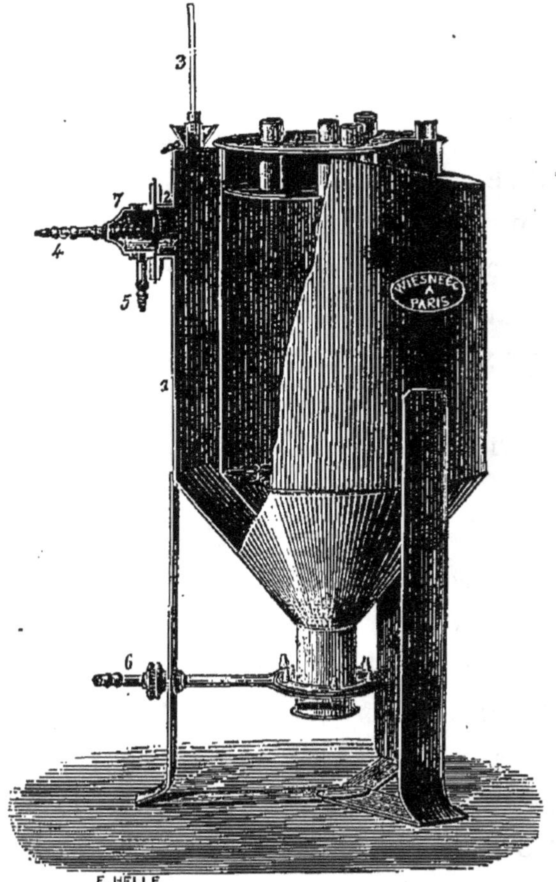

Fig. 6. — Étuve avec régulateur de d'Arsonval.

d'acide carbonique que l'animal exhale en une minute par le procédé que je ferai connaître bientôt, et en divisant ce second poids par le

premier, nous obtenons le nombre par lequel
il faut multiplier 100 centimètres cubes pour
avoir le volume de sang qui traverse les poumons en une minute.

Exemple : chez un chien, qui exhalait dans
l'air expiré 138 milligrammes d'acide carbonique par minute, l'extraction des gaz de 100 centimètres cubes de sang a donné $4^{cc},6$ d'acide
carbonique en faveur du sang veineux; ce
volume de gaz pesait $4^{cc},6 \times 1,9 = 8,7$, le poids
d'un centimètre cube d'acide étant $1^{mg},9$; divi-
sons 138 par 8,7, nous obtenons 15,8, nombre
qui, multiplié par 100 centimètres cubes, donne
1580 centimètres cubes pour le volume de sang
qui traverse les poumons en une minute..

Le tableau suivant indique les résultats que
nous avons obtenus :

DATES des EXPÉRIENCES	GAZ CO² contenu dans 100 centim. cubes de sang		DIFFÉRENCE		VOLUME DE SANG qui traverse les poumons en une minute.
	veineux.	artériel.	en volume.	en poids.	
	cc	cc	cc	mg	
17 février 1886.	58,0	46,7	11,3	21,0	591 cent. cub.
21 février 1886	52,9	47,1	5,8	11,5	862 — —
24 février 1886.	59,2	54,6	4,6	8,7	1580 — —
3 mars 1886..	51,7	47,7	4,0	7,6	2230 — —
8 mars 1886..	47,9	43,7	4,2	8,0	2180 — —
24 mars 1886..	42,8	37,3	5,5	10,8	2614 — —

Les volumes de sang qui traversent les poumons en une minute ont été très variables, puisqu'ils ont oscillé de 591 à 2614 centimètres cubes; cela s'explique surtout par les différences que présentaient les poids des animaux, qui étaient compris entre 7 et 18 kilogrammes.

Si nous partons du nombre 1580 centimètres cubes, nous voyons que le volume de sang qui traversait les poumons en une heure était égal à 1580×60 ou à 94 litres 800 centimètres cubes.

C'est un volume considérable qui donne une idée du travail effectué par le cœur.

Le cœur gauche déplace un volume de sang égal à celui qui est mis en circulation par le cœur droit, mais il ne faut pas oublier que les ventricules ont, en outre, une résistance à vaincre qui est environ trois fois plus grande pour le ventricule gauche que pour le ventricule droit, la pression moyenne du sang dans l'aorte étant égale à 15 centimètres de mercure, tandis que la pression dans l'artère pulmonaire est égale à 5 centimètres environ.

CHAPITRE II

Les poumons ont été comparés à une glande
chargée de sécréter l'acide carbonique; il y a,
en effet, sur toute l'étendue de la surface respiratoire, une exhalation continue de ce gaz;

L'analyse qualitative et quantitative de l'air
expiré a été faite si souvent par les physiolo-
gistes, qu'il est impossible d'énumérer ici les
résultats qui ont été obtenus, et je dois me
borner à publier les expériences que j'ai faites
et qui permettent d'établir des recherches
comparatives chez l'homme ou chez les animaux
et de reconnaître les conditions d'un fonctionnement régulier des organes respiratoires et
les modifications présentées par divers états
pathologiques de ces organes.

Je me suis proposé d'abord de répondre aux
questions suivantes :

1° Quel est le poids d'acide carbonique enlevé aux poumons par un volume déterminé d'air atmosphérique forcé par les mouvements respiratoires de circuler dans ces organes?

2° Quelles sont les variations produites dans l'exhalation de l'acide carbonique par l'introduction dans les poumons de mélanges artificiels d'air et d'acide carbonique?

3° Quelles sont les variations produites dans l'exhalation de l'acide carbonique à la suite de l'irritation et de l'inflammation de la muqueuse respiratoire causées par un gaz irritant, l'acide sulfureux, par exemple?

ART. 1ᵉʳ. *Mesure du poids d'acide carbonique enlevé aux poumons par 5o litres d'air.*

Pour introduire dans les poumons un volume d'air constant et pour recueillir les gaz expirés, j'emploie deux sacs de caoutchouc, qui sont de forme cylindrique lorsqu'ils sont gonflés, munis chacun d'un robinet de laiton à trois voies, ou bien le compteur destiné à mesurer le volume d'air inspiré et un sac de caoutchouc recevant l'air expiré (fig. 7).

L'un des ballons, d'abord complètement vidé à l'aide d'une trompe de H. Sainte-Claire Deville, aspirante et foulante, est rempli de 5o litres insufflés par la même trompe, à travers un compteur spécial à gaz permettant de mesurer exactement les volumes.

L'autre ballon, complètement vide, est destiné à recueillir les gaz expirés.

Entre les deux ballons, on dispose un appareil à deux soupapes à eau, de Regnault ou de Muller, qu'il est facile de construire : on prend deux flacons à large col, dont l'ouverture est fermée par un bouchon de caoutchouc percé de deux trous; l'un des trous est traversé par un tube de verre recourbé à angle droit, dont la grande branche pénètre jusque près du fond du flacon, l'autre trou est traversé par un second tube de verre recourbé à angle droit qui se rend à la partie supérieure de chaque flacon; on verse de l'eau dans chacun d'eux, de manière que les bouts de tubes enfoncent de 1 à 2 centimètres dans l'eau; un tube en T, fixé avec des tubes en caoutchouc, réunit les deux soupapes à eau, qui ne sont jamais insuffisantes, mais qui gardent parfaitement; l'une sert à l'inspiration, l'autre à l'expiration.

Si l'on veut mesurer le poids d'acide carbonique que 50 litres d'air enlèvent aux poumons d'un animal, d'un chien par exemple, on applique sur la tête de l'animal fixé sur une gouttière une muselière de caoutchouc dont la base est fixée sur le museau par une corde liée derrière

l'occiput et par quelques anneaux circulaires
de caoutchouc ; en soufflant par le tube de
cette sorte de trompe, on gonfle les poumons
de l'animal et l'on reconnaît si l'air ne s'échappe
point entre la muselière et les parois de la tête ;
l'extrémité rétrécie de la muselière est unie

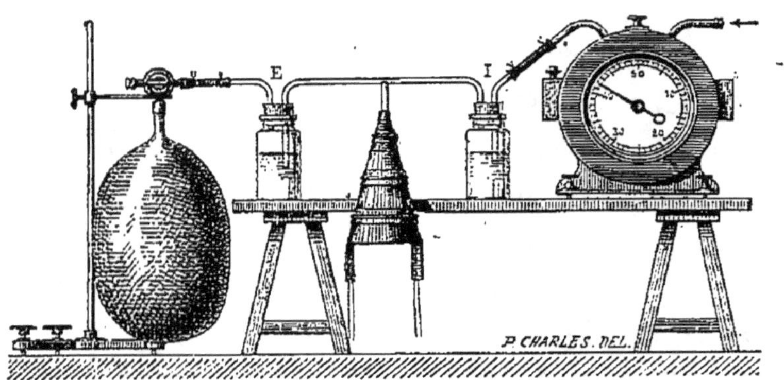

Fig. 7. — Mesure du poids d'acide carbonique exhalé dans 5o litres d'air.

directement au tube de verre en T fixé aux
deux soupapes.

L'animal ayant respiré dans l'air pendant
quelques instants, on tourne à la fois les
deux robinets, et l'on compte le temps que
mettent les 5o litres à circuler à travers les
poumons.

ART. 2. *Dosage de l'acide carbonique.*

Pour doser l'acide carbonique contenu dans
un volume d'air expiré peu différent de 5o litres,

j'ai employé la série des tubes absorbants qui servent dans l'analyse organique, mais en les prenant de grande dimension.

Deux grands tubes en U à pierre ponce imbibée d'acide sulfurique servaient à l'absorption de la vapeur d'eau contenue dans les gaz; ils étaient suivis de trois barboteurs contenant chacun 100 centimètres cubes de liquide; les deux premiers renfermaient une solution concentrée de potasse, le troisième de l'eau de baryte qui ne devait jamais être troublée et qui servait de témoin; puis venaient deux autres tubes à pierre ponce imprégnée d'acide sulfurique destinés à retenir la vapeur d'eau enlevée aux barboteurs chargés d'absorber l'acide carbonique.

Je déterminais ensemble le poids des trois barboteurs à potasse et à eau de baryte et des deux tubes à pierre ponce, à l'aide d'une grande balance de Deleuil qui permet de peser jusqu'à 5 kilogrammes à 1 centigramme près.

Les diverses parties de l'appareil absorbant étaient réunies par des tubes de caoutchouc liés sur le verre à l'aide de fils.

Il s'agissait ensuite de faire passer le gaz expiré contenu dans le ballon de caoutchouc, bulle à bulle, à travers tout l'appareil, en maintenant un barbotage régulier qui durait généralement plus de vingt-quatre heures; la disposition suivante m'a bien réussi :

J'employais une grande bouteille de verre ou dame-jeanne pleine d'air qui était placée sous la table du laboratoire et qui servait de réservoir à vide; l'ouverture de cette bouteille était fermée par un bouchon de caoutchouc à trois trous dans lesquels on avait introduit trois tubes de verre courbés à angle droit, l'un communiquant par un tube de caoutchouc épais avec le tuyau d'aspiration d'une trompe métallique de Golaz, le deuxième avec une soupape à mercure formée d'un long bocal cylindrique de verre ayant de 3o à 4o centimètres de hauteur et 5 centimètres de diamètre, fermé par un bouchon de caoutchouc à deux trous traversés par un tube de verre recourbé qui se rend à la partie supérieure du bocal et par un long tube droit terminé au dehors par une pointe effilée à ouverture capillaire; ce long tube pénètre dans le mercure et sert de *régulateur d'aspiration;* quand la trompe a diminué suffisamment la pression dans le grand réservoir, l'air rentre bulle à bulle à travers le mercure, et la diminution de pression qui doit produire l'aspiration reste toujours rigoureusement la même; c'est pour éviter la rentrée trop brusque de l'air en grosses bulles qui projetteraient le mercure que je termine par une pointe effilée le tube de rentrée de l'air; le troisième tube du réservoir à vide communique avec la partie supérieure d'un petit bocal contenant du mercure, et qui est fermé par un bouchon de caoutchouc à deux trous; un autre tube, qui est uni à la série des tubes absorbants par un caoutchouc muni d'une pince de pression, est enfoncé de 1 centimètre environ dans le mercure; cette disposition a pour effet d'empêcher tout reflux du gaz aspiré dans le réservoir à vide vers la série des tubes absorbants.

On réunit le robinet à trois voies du ballon plein des gaz expirés par un tube de caoutchouc avec le premier tube desséchant, et le dernier tube desséchant avec le petit bocal à mercure par lequel se fait l'aspiration; en ouvrant complètement le robinet du ballon et en desserrant convenablement la vis de la pince qui presse le tube de caoutchouc à l'extrémité de l'appareil, on détermine un barbotage régulier qui dure jusqu'à l'affaissement complet du ballon; alors le passage des gaz s'arrête dans tout l'appareil, et l'air aspiré par la trompe rentre par le régulateur d'aspiration; on tourne alors le robinet du ballon de manière à faire rentrer l'air extérieur pendant quelques minutes dans l'appareil, afin que le gaz contenant de l'acide carbonique, qui remplit les premiers tubes desséchants, soit conduit dans les tubes à potasse.

On détache les trois barboteurs à potasse et à eau de baryte et les deux tubes desséchants, et on les suspend au plateau de la balance; on mesure l'augmentation de poids, qui est égale au poids de l'acide carbonique exhalé.

Il est nécessaire d'indiquer quelques modifications que j'ai apportées au procédé que je viens de décrire dans un travail fait en collaboration avec M. Quinquaud.

Vérification du compteur. — Pour être sûrs de l'exactitude des mesures de volume faites avec le compteur à gaz (fig. 8, 9 et 10), cet appareil doit être construit de telle sorte que, sur un cadran ayant 22 centimètres de diamètre, une longue aiguille marque les litres de o à 5o litres; pour vérifier cette graduation, nous avons fait construire par Alvergniat un manchon cylindrique de verre se terminant à la partie supérieure et à la partie inférieure par un col rétréci; le volume com

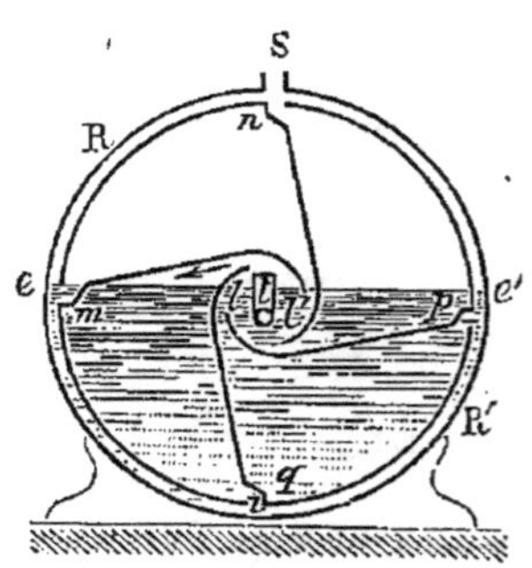

Fig. 8. — Principe du compteur à gaz.

pris entre les deux traits marqués sur les cols
est exactement 5 litres ; la pesée de l'eau a
donné 5 kilogrammes. Nous avons fixé sur le
col supérieur un robinet à trois voies mis en
communication par un tube de caoutchouc avec

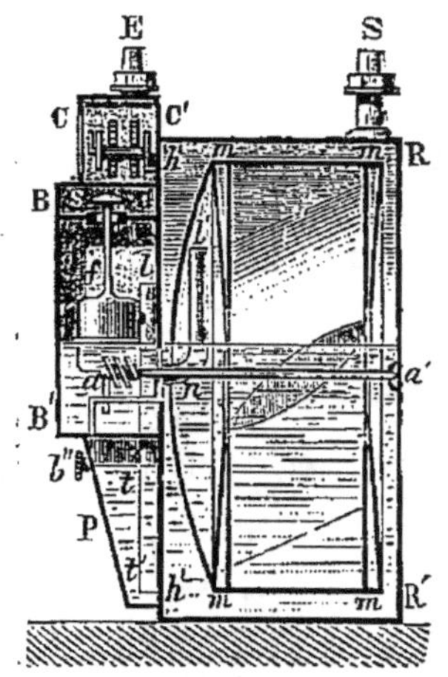

Fig. 9. — Compteur à gaz.

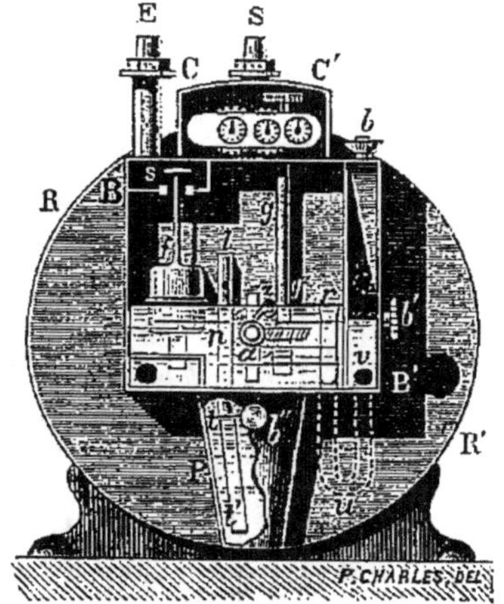

Fig. 10. — Compteur à gaz.

l'orifice d'entrée du compteur. Le manchon
jaugé étant plein d'air, on tourne le robinet de
manière à envoyer l'air dans le compteur par
immersion du manchon dans l'eau jusqu'au
trait d'affleurement supérieur, et l'on recom-
mence dix fois cette manœuvre ; voici le tableau
des nombres obtenus :

VOLUMES introduits dans le compteur.	VOLUMES indiqués par l'aiguille du compteur.	DIFFÉRENCES
o litre.	$0^l,0$	»
5 litres.	$5^l,4$	$5^l,4$
10 —	$10^l,9$	$5^l,5$
15 —	$16^l,15$	$5^l,25$
20 —	$21^l,30$	$5^l,15$
25 —	$26^l,40$	$5^l,1$
30 —	$31^l,55$	$5^l,15$
35 —	$36^l,70$	$5^l,15$
40 —	$41^l,40$	$4^l,7$
45 —	$46^l,40$	$5^l,0$
50 —	$51^l,20$	$4^l,8$

Donc $51^{lit},2$ du compteur font exactement
50 litres, et $26^{lit},4$ du compteur font 25 litres,
mais il faut toujours, avant chaque mesure,
ramener l'aiguille au zéro ; on peut conclure
de ces nombres que le compteur mesure les
volumes des gaz d'une manière suffisamment
exacte.

Dosage de l'acide carbonique exhalé. — Nous
avons été conduits à modifier l'appareil employé pour le dosage en poids de l'acide carbonique en supprimant les tubes en U à pierre
ponce imbibée d'acide sulfurique, qui présentent quelques inconvénients. Quand on fait
passer à plusieurs reprises 50 litres d'air expiré
saturé d'humidité à travers ces tubes, le pouvoir absorbant de l'acide est bientôt affaibli,

ce qui oblige à renouveler fréquemment l'acide sulfurique. Nous avons reconnu qu'il est bien préférable d'employer, pour retenir la vapeur d'eau, des flacons barboteurs à col rodé avec tubes de Durand, qui peuvent recevoir chacun de 500 à 600 grammes d'acide sulfurique monohydraté; tout récemment Alvergniat a mastiqué avec un vernis spécial imperméable aux gaz le col de ces flacons, qui gardent alors parfaitement, de sorte que jamais l'air extérieur ne peut pénétrer entre le col et le bouchon de verre creux auquel on a soudé deux tubes de verre.

On prend (fig. 11) deux flacons à acide sulfurique pour absorber la vapeur d'eau contenue dans l'air expiré, puis deux barboteurs à solution concentrée de potasse; enfin un dernier barboteur à acide sulfurique destiné à retenir la vapeur d'eau enlevée à la solution alcaline; l'expérience a montré que ce dernier flacon augmente en général d'un poids égal à la moitié de l'augmentation de poids des deux premiers flacons, ce qui démontre que la tension de la vapeur d'eau émise par la solution alcaline est environ moitié de la tension maxima de la vapeur d'eau à la même température. Les cinq flacons sont réunis par des tubes de caoutchouc noir, assujettis par des fils fortement serrés. A l'aide d'une trompe de Golaz ou d'Alvergniat,

d'un réservoir à vide et d'un régulateur d'aspiration à mercure, on fait circuler à travers

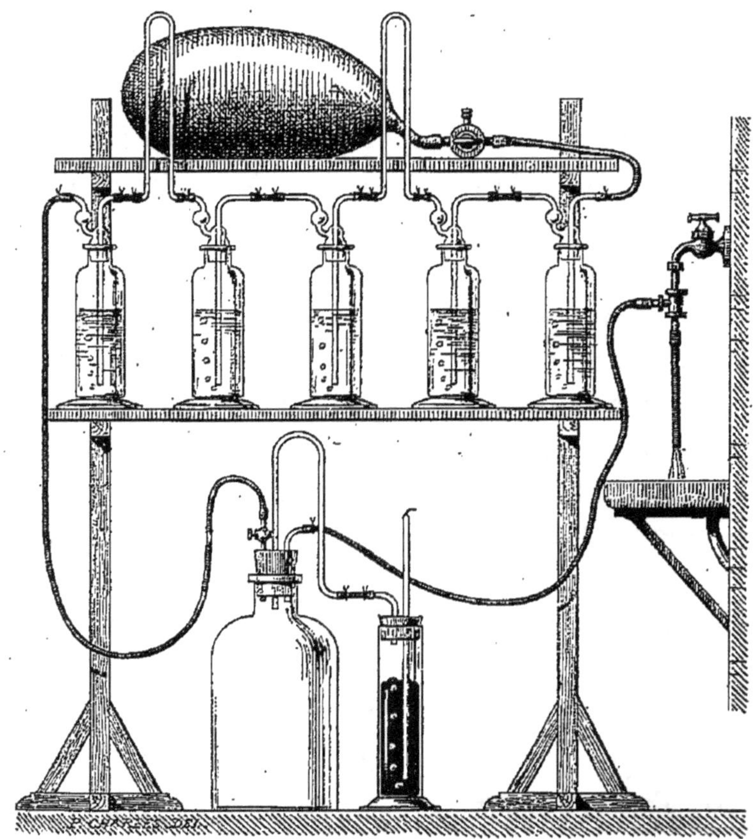

Fig. 11. — Dosage de l'acide carbonique exhalé.

l'appareil, et bulle à bulle, l'air contenu dans le
ballon de caoutchouc qui renferme les 5o litres d'air expiré, et le barbotage établi dans la
soirée dure généralement toute la nuit et ne
se termine souvent que dans l'après-midi du

léndemain ; lorsque le ballon est tout à fait vidé, pour éviter une diminution trop grande de la pression dans l'appareil, on fait rentrer de l'air extérieur d'une manière très simple : le robinet à trois voies, qui est fixé au col du ballon de caoutchouc, est uni par un tube à un flacon barboteur contenant une solution de potasse ; l'air extérieur rentre bulle à bulle, se dépouille de la très petite quantité d'acide carbonique qu'il contient, déplace les gaz contenus dans les deux premiers flacons et les force à traverser la solution de potasse, qui absorbe l'acide carbonique.

Danger de l'absorption. — L'appareil ainsi disposé doit être démonté de la manière suivante : il faut avoir soin de laisser marcher la trompe et de détacher les flacons absorbants, en commençant par ceux qui sont le plus éloignés de la trompe ; car si l'on opère autrement, c'est-à-dire si l'on détache d'abord le tube qui mène à la trompe, la pression atmosphérique fait aussitôt passer l'acide sulfurique du cinquième flacon dans la potasse du quatrième, et la potasse du troisième flacon dans l'acide du deuxième, d'où résulte une explosion d'un ou de plusieurs flacons, avec projection d'acide et de potasse ; nous avons été témoins d'une explosion pareille, et heureusement nous n'avons pas été blessés. Pour éviter un pareil accident, qui se produirait également si l'eau venait à manquer à la trompe, nous avons intercalé entre les flacons à potasse et ceux à acide sulfurique deux longs tubes de verre recourbés en U, dont les branches ont chacune 60 centimètres environ, la partie courbée du tube étant tournée vers le haut (fig. 11). Si, malgré les précautions que nous avons indiquées, on démontait l'appareil de manière que l'absorption ait lieu, la colonne d'acide sulfurique ou de potasse pourrait monter dans le tube en U tenu verticalement, mais ne pourrait atteindre le flacon précédent; l'expérience serait manquée, mais aucun accident ne serait à craindre.

Vérification de l'exactitude du dosage. — On peut se demander si l'absorption de l'acide carbonique est complète dans cet appareil : il ne serait pas impossible, nous a dit M. Cloez, dans une visite qu'il a faite au Laboratoire, que les bulles de gaz, qui se succèdent assez vite à travers les flacons barboteurs, conservent encore un peu d'acide carbonique, d'où résulterait une erreur dans le dosage; pour vérifier s'il en est ainsi, nous avons composé dans un ballon de caoutchouc un mélange très riche en acide carbonique, contenant $2^{lit},100$ de ce gaz et $3^{lit},900$ d'air, et nous avons ajouté à l'appareil absorbant, après les deux flacons de potasse, un flacon à eau de baryte. On fit séparément la pesée de chaque flacon. Quand le barbotage fut terminé, le premier flacon de potasse avait augmenté de $3^{gr},7$, poids d'acide carbonique qu'il avait absorbé ; le deuxième flacon de potasse avait augmenté de $0^{gr},037$ et avait absorbé 100 fois moins d'acide carbonique que le premier ; l'eau de baryte contenue dans le troisième flacon était restée limpide et avait perdu seulement un peu d'eau, qui fut retrouvée par la pesée du flacon suivant à acide sulfurique ; ainsi se trouva démontrée l'exactitude du procédé de dosage de l'acide carbonique.

Pesée des barboteurs. — Nous avons employé pour faire les pesées une grande balance de Deleuil, qui permet de peser jusqu'à 5 kilogrammes à moins d'un centigramme ; nous avons toujours opéré par double pesée de la manière suivante : les deux flacons à potasse et le flacon desséchant qui les suit sont placés dans le plateau droit de la balance ; on met dans le plateau gauche des poids marqués pour former la tare, dont le poids doit être supérieur de 100 grammes environ à celui des flacons; on cherche et l'on inscrit le poids qui, ajouté aux flacons, fait équilibre à la tare. Deux pesées simples, faites l'une avant et l'autre après chaque expérience, donnent deux nombres dont la différence est égale au poids d'acide carbonique.

Voici les premiers résultats que j'ai obtenus :

Je me suis demandé tout d'abord si le dosage de l'acide carbonique exhalé par un même animal placé dans les mêmes conditions physiologiques, mais fait à plusieurs jours d'intervalle, donne exactement le même nombre.

Deux expériences faites sur un chien du poids de 9 kilogrammes, à jeun depuis vingt-quatre heures, à neuf jours d'intervalle, ont donné les nombres suivants :

1° 50 litres d'air ont traversé les poumons en vingt minutes, et contenaient $2^{gr}{,}747$ d'acide carbonique exhalé par ces organes;

2° 50 litres d'air ont circulé à travers les poumons en quinze minutes, et contenaient $2^{gr}{,}81$ d'acide carbonique ;

Ces deux nombres, $2^{gr}{,}747$ et $2^{gr}{,}81$, sont très voisins, et diffèrent seulement de $\frac{1}{45}$, quoique les durées des expériences faites à neuf jours d'intervalle aient été notablement différentes;

on démontre ainsi la constance du nombre qui mesure l'activité de l'exhalation pulmonaire de l'acide carbonique.

Chez un chien du poids de $17^{kg},7$, beaucoup plus gros que le précédent, $3^{gr},235$ d'acide carbonique ont été exhalés en 9^m10^s dans 50 litres d'air, qui ont circulé dans les poumons à travers des soupapes à eau.

Chez un lapin mâle du poids de $3^{kg},105$, 50 litres d'air ont traversé les poumons en 51^m30^s; le sang a exhalé $2^{gr},425$ d'acide carbonique; ici le temps que le volume d'air a mis à circuler dans l'appareil respiratoire a été beaucoup plus long.

Il est intéressant de comparer le poids d'acide carbonique exhalé par le chien au poids de ce gaz exhalé par le lapin, et pour faire cette comparaison, il faut chercher quel est le poids d'acide carbonique exhalé en une minute par 1 kilogramme de poids de chaque animal; or, chez le chien du poids de 9 kilogrammes, $2^{gr},747$ d'acide carbonique ayant été exhalés en vingt minutes, cela fait, par kilogramme et par minute, $\dfrac{2^{gr},747}{9 \times 20} = 0^{gr},0153$ ou 15,3 milligrammes; chez le lapin, nous effectuons un calcul semblable, $\dfrac{2^{gr},425}{3,105 \times 51,5} = 0^{gr},0151$ ou 15,1 milligrammes.

La comparaison que nous venons de faire nous donne ce résultat imprévu, c'est que deux animaux aussi différents que le chien et le lapin exhalent exactement le même poids d'acide carbonique pendant l'unité de temps et à poids égal.

J'ai fait, chez un homme, une mesure du poids de l'acide carbonique exhalé par les poumons, et j'ai trouvé que 5o litres d'air ont enlevé, en six minutes, $3^{gr},333$ d'acide carbonique.

Je crois utile de faire connaître tout d'abord plusieurs recherches que j'ai faites, et qui sont relatives à l'étude des variations produites dans l'exhalation de l'acide carbonique par l'introduction dans les poumons de mélanges d'air et d'acide carbonique.

ART. 3. *Variations produites dans l'exhalation de l'acide carbonique par l'introduction dans les poumons de mélanges d'air et d'acide carbonique.*

Les expériences faites par l'éminent et regretté physiologiste Paul Bert sur l'action toxique de l'acide carbonique, que je résumerai bientôt, m'ont donné l'idée de rechercher si des mélanges d'air et d'acide carbonique contenant une proportion non toxique de ce gaz peuvent exercer cependant une influence nuisible sur l'organisme.

Pour répondre à cette question, j'ai composé des mélanges d'air et d'acide carbonique en proportions déterminées, je les ai fait respirer par un animal, et j'ai dosé chaque fois l'acide carbonique expiré; il est évident que si l'on retranche du poids d'acide carbonique exhalé le poids de ce gaz introduit avec l'air inspiré, la différence fera connaître le poids d'acide carbonique réellement exhalé par les poumons.

J'ai fait plusieurs séries d'expériences sur des chiens, et j'ai commencé quelques expériences chez l'homme.

Pour mesurer le volume d'acide carbonique qui doit être ajouté à l'air, je me suis servi d'une cloche tubulée et graduée en litres et en centilitres d'une capacité de 2 litres, dont la tubulure est fermée par un bouchon de caoutchouc que traverse un robinet de laiton à trois voies; dans la cloche pleine d'eau reposant sur la tablette de la cuve à eau, on introduit d'abord de l'huile formant une couche de 2 centimètres environ d'épaisseur destinée à séparer l'acide carbonique de l'eau qui le dissoudrait; l'huile ne s'oppose pas d'une manière absolue à cette dissolution; il paraît y avoir à la longue une diffusion du gaz dans l'huile, puis de l'huile dans l'eau ; mais ce phénomène est lent, et, pendant la mesure des volumes du gaz, il peut être négligé.

J'emploie maintenant, pour composer des mélanges d'air et d'acide carbonique, un autre procédé que je décrirai plus tard et qui a l'avantage de supprimer les mesures sur l'eau.

Pour composer un mélange à $\frac{1}{50}$ d'acide car-nique, par exemple, je fais pénétrer à travers le compteur à gaz, dans un sac de caoutchouc, 49 litres d'air insufflés par une trompe de H. Sainte-Claire Deville, puis je ferme le robinet du sac, que je porte sur une table placée à côté de la cuve à eau ; je mesure dans la cloche graduée un litre d'acide carbonique introduit au-dessus de l'huile par le robinet à trois voies ; je réunis par un tube de caoutchouc les deux robinets à trois voies, celui du sac et celui de la cloche ; puis j'immerge celle-ci dans l'eau, je fais pénétrer le gaz dans le sac de caoutchouc ; j'aspire ensuite deux ou trois fois, et j'insuffle les gaz dans le sac en soulevant et en abaissant la cloche de manière à obtenir un mélange homogène et à ne pas laisser d'acide carbonique pur dans le tube de caoutchouc qui sert de moyen d'union.

Je fais ensuite respirer ce mélange à un

animal de la même manière que je fais respirer de l'air pur en me servant d'une muselière de caoutchouc et de soupapes à eau contenant chacune 100 centimètres cubes d'eau distillée ; je recueille les gaz expirés dans un second sac, et je dose l'acide carbonique qu'ils renferment.

Le tableau suivant indique les résultats qui ont été obtenus chez les animaux et ceux qui ont été obtenus chez l'homme.

	VOLUME d'air.	VOLUME d'acide carbonique.	PROPORTION de CO_2 dans l'air.	DURÉE de l'expérience.	CO_2 exhalé.	CO_2 inspiré.	CO_2 exhalé ou absorbé.
	EXPÉRIENCES FAITES CHEZ UN CHIEN DU POIDS DE 9 KIL.						
	lit.	lit.		min. sec.	gr.	gr.	gr.
	50,0	0,00	»	20 »	2,747	»	2,747
I.	50,0	1,58	$\frac{1}{33}$	18,30	3,29	3,03	0,26
	50,0	3,16	$\frac{1}{17}$	10,30	6,34	6,06	0,28
	50,0	6,32	$\frac{1}{9}$	9 »	8,255	12,12	—3,865
	49,0	1,00	$\frac{1}{50}$	12 »	3,61	1,89	1,72
II.	48,0	2,00	$\frac{1}{25}$	17,30	5,225	3,78	1,445
	47,0	3,00	$\frac{1}{16,6}$	»	6,023	5,67	0,353
	46,0	4,00	$\frac{1}{12,5}$	8,45	6,795	7,56	—0,765
III.	50,0	0,00	»	15 »	2,81	»	2,81
	49,5	0,5	$\frac{1}{100}$	12,30	3,041	0,945	2,096
	EXPÉRIENCES FAITES CHEZ L'HOMME.						
	50,0	0,00	»	5,7	3,378	»	3,378
IV.	49,5	0,5	$\frac{1}{100}$	4,37	3,894	0,945	2,949
	49,0	1,00	$\frac{1}{50}$	4,20	3,977	1,955	2,022

Ces expériences comparatives montrent que, si la proportion de l'acide carbonique contenu dans l'air inspiré s'accroît de $\frac{1}{17}$ à $\frac{1}{9}$, l'exhalation pulmonaire de l'acide carbonique est dans le premier cas considérablement diminuée, puis, dans le second cas, remplacée par une absorption de ce gaz qui s'accumule dans le sang et dans les tissus, comme P. Bert l'a démontré directement.

La deuxième série d'expériences montre que c'est exactement entre $\frac{1}{16,6}$ et $\frac{1}{12,5}$ d'acide carbonique ou entre 6 et 8 p. 100, c'est-à-dire lorsque l'air inspiré renferme à peu près 7 p. 100 d'acide carbonique, qu'il y a égalité entre l'absorption et l'exhalation de ce gaz par les poumons.

Je me suis demandé ensuite si une atmosphère renfermant seulement un centième d'acide carbonique diminue sensiblement l'exhalation de ce gaz.

On a préparé deux appareils pour doser l'acide carbonique et deux expériences de mesure, l'une dans laquelle le même animal a inspiré 5o litres d'air pur, l'autre dans laquelle il a fait circuler dans ses poumons 49^{lit},5 d'air pur et o^{lit},5 d'acide carbonique, mélange à 1 p. 100.

Le tableau des résultats montre que 2^{gr},81 — 2^{gr},096 ou 0^{gr},714 d'acide carbonique ont été enlevés en moins par 50 litres contenant 1 p. 100 d'acide carbonique, d'où il suit que dans une pareille atmosphère l'effet utile des mouvements respiratoires est diminué; ces mouvements sont alors plus fréquents, ce qui produit une plus grande fatigue musculaire; ajoutons que dans ces conditions l'acide carbonique augmente probablement dans le sang, et il serait facile de faire chez un animal deux analyses des gaz du sang pris dans l'artère carotide, le sang étant aspiré d'abord pendant que l'animal respire de l'air pur, le second échantillon de sang étant aspiré après que l'animal aurait respiré pendant un certain temps de l'air contenant 1 p. 100 d'acide carbonique.

Les expériences que j'ai faites chez l'homme ont fourni des résultats analogues.

Un homme qui a respiré un mélange contenant un centième d'acide carbonique a exhalé en moins 0^{gr},429 d'acide carbonique et dans une autre expérience faite avec un mélange renfermant un cinquantième d'acide carbonique, l'exhalation de ce gaz a été diminuée de 1^{gr},356, c'est-à-dire de plus d'un tiers.

J'insiste beaucoup sur ces faits, qui démontrent qu'il ne faut pas laisser dégager dans l'air que l'homme doit respirer de l'acide carbonique produit par les foyers allumés ou par les lumières artificielles ou par la respiration, puisque ce gaz diminue l'exhalation pulmonaire; c'est là une raison qui doit faire condamner l'usage des poêles sans tuyaux qui offrent encore, comme nous le verrons, un autre danger par suite du dégagement d'oxyde de carbone, qui peut produire l'empoisonnement.

ART. 4. *Variations produites dans l'exhalation de l'acide carbonique par l'inflammation de la muqueuse pulmonaire.*

Chez un chien du poids de $17^{kg},7$, on mesure d'abord le poids d'acide carbonique exhalé dans 50 litres d'air pur, on trouve $3^{gr},235$; le passage de l'air à travers les poumons a duré $9^{m},10^{s}$. On essaye ensuite de faire respirer à l'animal de l'air mélangé d'un gaz irritant, l'acide sulfureux.

J'avais pensé d'abord à composer dans un ballon de caoutchouc un mélange d'air et d'acide sulfureux; mais ce gaz aurait pu se dissoudre en partie sur les parois humides du ballon et aurait pu attaquer le caoutchouc.

J'ai préféré faire passer de l'air pur à travers une soupape d'inspiration de Regnault ou de

Muller, contenant une dissolution d'acide sulfureux dans l'eau. Dès la première inspiration de l'air à travers la solution, l'animal s'agite et la respiration s'arrête pendant deux minutes environ, l'animal ne respire pas ou respire à peine, il fait des efforts de vomissement, bientôt il y a émission d'urine et menace d'asphyxie.

On arrête l'expérience.

L'eau distillée contenue dans la soupape d'expiration rougit le tournesol et a reçu par conséquent de l'acide sulfureux.

Le lendemain, vingt-quatre heures après, l'animal amené au laboratoire présente une respiration sifflante et rauque; l'auscultation fait reconnaître dans la poitrine de gros râles humides, il existe une bronchite généralisée qui a été produite par l'action de l'acide sulfureux.

On fait respirer à l'animal 5o litres d'air pur, et on dose l'acide carbonique exhalé.

Quarante-huit heures après, on répète cette mesure.

Six jours après, le chien a perdu $1^{kg},2$ de son poids, l'auscultation fait reconnaître dans la poitrine des râles humides à droite et à gauche.

Je donne sous forme de tableau les résultats obtenus :

NUMÉROS DES EXPÉRIENCES.	DURÉE DU PASSAGE de l'air dans les poumons.	CO_2 EXHALÉ.	DIMINUTION dans L'EXHALATION de CO_2.
	min.	gr.	gr.
I. Air pur................	9,10	3,235	»
II. 24 heures après l'action			
de CO_2..............	12,45	2,015	1,22
III. 48 heures après........	15,40	2,37	0,865
IV. 6 jours après..........	7,0	2,42	0,815

On voit donc que, dans la bronchite consécutive à l'action de l'acide sulfureux, l'exhalation de l'acide carbonique est notablement diminuée ; les expériences II et III démontrent ce fait d'une manière d'autant plus probante que le poids d'acide carbonique exhalé dans 5o litres d'air est diminué, quoique la durée du passage de l'air dans les poumons ait été plus longue que dans l'expérience de respiration normale.

Une autre série d'expériences faites sur le même animal quinze jours plus tard a donné des résultats analogues et a montré de plus que, lorsqu'on approche du moment de la guérison après une bronchite produite par l'acide sulfureux, le poids d'acide carbonique exhalé augmente et revient peu à peu au chiffre normal.

Ces recherches de physiologie pathologique présentent un si grand intérêt que nous avons entrepris, M. le docteur Quinquaud et moi, un grand nombre de recherches chez l'homme et chez les animaux pour déterminer quelles sont les variations produites dans l'exhalation de l'acide carbonique par les poumons chez l'homme atteint de diverses affections thoraciques ou chez les animaux chez lesquels nous avons produit artificiellement des lésions spéciales de l'appareil respiratoire.

Ces recherches (1) ont donné les résultats suivants :

Chez les animaux :

1° Le procédé de dosage de l'acide carbonique décrit plus haut donne des résultats très exacts, puisqu'un même animal élimine par ses poumons des quantités d'acide carbonique presque identiques lorsqu'il est placé dans les mêmes conditions; nous avons dosé le poids de l'acide carbonique exhalé pendant plusieurs jours de suite chez un animal à l'état sain.

2° Les lésions expérimentales bronchiques, pulmonaires, pleurales, même avec fièvre, diminuent la quantité d'acide carbonique rejeté.

(1) Gréhant et Quinquaud, *Journal de l'anatomie et de la physiologie* de MM. Robin et Pouchet, 1882.

3° Lorsque la lésion diminue ou passe à l'état de phlegmasie chronique, la quantité de l'acide carbonique exhalé s'accroît, se rapproche de la normale sans l'atteindre. Au moment où la guérison est complète, la quantité d'acide carbonique éliminé remonte au chiffre physiologique. On possède donc ainsi une mesure exacte pour apprécier quel est l'état de la lésion viscérale.

4° Le mécanisme de cette diminution d'acide carbonique exhalé sous l'influence des altérations expérimentales ne consiste pas en une sorte de barrage pulmonaire, la lésion retentit probablement par l'intermédiaire du système nerveux sur les éléments de l'organisme, pour produire des diminutions de la nutrition générale : les dosages des gaz du sang, avant, pendant et après, plaident en faveur de cette pathogénie.

Chez l'homme malade :

1° La pleurésie avec épanchement, fébrile ou non fébrile, détermine une diminution de l'acide carbonique éliminé. Après la thoracentèse, la quantité de l'acide carbonique rejeté s'accroît. La résolution s'annonce toujours par une augmentation de l'acide carbonique exhalé;

2° En mesurant, à l'aide de notre procédé,

l'élimination de l'acide carbonique, il est possible de savoir si la médication suivie est efficace ou sans effet;

3° Lorsque des accidents broncho-pulmonaires se produisent dans la pleurésie, le dosage de l'acide carbonique les traduit aussitôt par une décroissance dans l'exhalation;

4° L'emphysème pulmonaire amène également une diminution de l'acide carbonique rejeté;

5° Il en est de même dans les cas de pneumonie lobaire aiguë ou de broncho-pneumonie; on est averti de la résolution de la maladie par l'augmentation d'acide carbonique exhalé.

Ce procédé d'investigation permet donc de reconnaître avec une grande précision comment le poumon fonctionne, fait important en clinique au point de vue du diagnostic et du pronostic.

CHAPITRE III

ACTION TOXIQUE DE L'ACIDE CARBONIQUE

Il est très facile de démontrer, chez les animaux, l'action toxique de l'acide carbonique.

Il suffit d'introduire, au fond d'un grand bocal cylindrique de verre, le tube abducteur d'un appareil qui produit ce gaz; l'acide carbonique, dont la densité est 1,52, déplace l'air peu à peu.

Un petit animal, un cochon d'Inde ou un pigeon, placé dans le récipient, tombe sur le flanc au bout de quelques secondes, et meurt presque aussitôt.

Si l'on enlève l'animal pour le porter à l'air, le mammifère peut revenir à la vie si l'action du poison n'a pas duré plus d'une minute.

L'oiseau meurt presque toujours.

Cette expérience se fait dans les cours de physiologie.

ART. 1ᵉʳ. *La Grotte du chien.*

A Pouzzoles, près de Naples, il existe une grotte célèbre, située sur le penchant d'une petite montagne extrêmement fertile, en face et à peu de distance du lac d'Agnano.

Cette grotte présente une excavation naturelle, dans laquelle a lieu un dégagement continu d'acide carbonique.

Si l'on introduit un chien dans la partie qui renferme ce gaz, l'animal tombe au bout de quelques instants, tandis que l'homme, debout ou assis, respirant dans l'air pur au-dessus de la couche de gaz toxique, n'éprouve aucun accident; l'animal, retiré et porté au dehors, revient rapidement et peut servir pour une autre expérience.

L'explication du fait n'est pas moins connue. Il existe, à la surface du sol, une couche de gaz carbonique, que sa pesanteur spécifique empêche de s'élever au delà d'une certaine hauteur, de sorte que l'homme et le chien, bien que placés dans une même atmosphère, respirent deux milieux différents.

Voilà le côté curieux du phénomène.

Quant à sa partie scientifique, M. le Dʳ Constantin James, qui a accompagné M. Magendie dans son voyage à Naples, en a fait l'objet d'expériences spéciales, que nous allons rapporter d'après son récit (1) :

« L'entrée est fermée par une porte, dont un gardien a la clé. La grotte a l'apparence et la forme d'un petit cabanon, dont les parois et la voûte seraient grossièrement taillés dans le rocher. Sa largeur est d'environ un mètre, sa profondeur de trois mètres, sa hauteur d'un mètre et demi. Il serait difficile de juger par son aspect si elle est l'œuvre de l'homme ou de la nature. L'aire de la grotte est terreuse, noire, humide, brûlante. De petites bulles sourdent dans quelques points de sa surface, crèvent et laissent échapper un fluide aériforme, qui se réunit en un nuage blanchâtre au-dessus du sol. Ce nuage est formé de gaz acide carbonique, que colore un peu de vapeur d'eau. Rien de plus aisé que de constater la présence de l'acide par des réactifs ordinaires.

« Il rougit faiblement l'infusum bleu du tournesol.

« Il blanchit l'eau de chaux. L'expérience peut être faite d'une manière assez intéressante. Laissez tomber de l'eau de chaux dans une

(1) Const. James, *Voyage scientifique à Naples avec M. Magendie*, Paris, 1844, p. 4.

éprouvette placée sur l'aire de la grotte; cette eau, transparente à sa sortie de la fiole, devient blanche en traversant la couche d'acide carbonique, et vous ne recevez plus dans l'éprouvette qu'une liqueur lactescente.

« Il est impropre à la combustion. Une torche allumée, qu'on plonge dans la couche, s'éteint immédiatement. Le résultat sera le même si, puisant de l'acide carbonique dans une éprouvette, vous la renversez au-dessus de la torche. Le gaz, entraîné par son poids, retombe sur la flamme et l'éteint, comme le ferait un verre d'eau.

« Du phosphore, des allumettes chimiques ne s'enflamment point dans la couche.

« Voici la mesure de la hauteur de la couche :

« A l'entrée de la grotte, 20 centimètres; au milieu, 35; au fond, 60.

« Ainsi, la couche d'acide carbonique représente un plan incliné, dont la plus grande hauteur correspond à la partie la plus profonde de la grotte. C'est là une conséquence toute physique de la disposition du sol. L'aire de la grotte étant à peu près au même niveau que l'ouverture extérieure, le gaz trouve une issue au dehors par le seuil de la porte, et coule comme un ruisseau le long du sentier de la montagne. On peut suivre le courant à une assez grande distance. J'ai vu une bougie que j'y plongeais s'éteindre à plus de deux mètres de la grotte.

« Beaucoup de circonstances peuvent faire varier la hauteur de la couche. Si la porte est depuis quelque temps ouverte, que le vent souffle de ce côté, et que par conséquent l'atmosphère de la grotte soit facilement renouvelée, le gaz acide carbonique s'échappe plus librement au dehors. On peut même, ainsi que je m'en suis assuré, le chasser en totalité avec un petit appareil de ventilation ou de balayage. Mais il ne tarde pas à se reproduire, et, au bout de quelques minutes, la couche a repris son premier niveau.

« Si la porte était hermétiquement close, l'acide carbonique, exhalé sans cesse et emprisonné dans la grotte, finirait probablement par la remplir au point d'en rendre l'atmosphère mortelle pour l'homme comme elle l'est pour le chien.

« Il était bon de vérifier si le gaz, bien qu'il eût un écoulement au dehors, se mêlait cependant dans une certaine proportion aux couches supérieures de la grotte. Pour cela, je versai un peu d'eau de chaux dans une éprouvette, puis je l'agitai à l'endroit le plus élevé. Cette eau prit une teinte légèrement blanchâtre. La même expérience, répétée hors de la grotte, me donna des résultats négatifs. Ainsi nul doute que, même bien au-dessus de la couche, l'air ne soit plus chargé d'acide carbonique que l'air extérieur.

« J'aurais pu prévoir ce fait, car, lorsque je prolongeais trop longtemps mon séjour dans la grotte, je sentais de la gêne à respirer, et il me fallait sortir un instant.

« La disposition des lieux doit nous être maintenant bien connue. Comme préliminaire de la partie physiologique de mes recherches, je rapporterai quelle est l'expérience que le gardien montre aux visiteurs.

« Il a un chien dont il lie les pattes pour l'empêcher de fuir, et qu'il dépose ensuite au milieu de la grotte. L'animal manifeste une vive anxiété, se débat, et paraît bientôt expirant. Son maître alors l'emporte hors de la grotte, et l'expose au grand air en le débarrassant de ses liens. Peu à peu, l'animal revient à la vie; puis, tout à coup, il se lève et se sauve rapidement, comme s'il redoutait une seconde séance. Voilà plus de trois ans que le chien que j'ai vu fait le service, et qu'il est ainsi chaque jour asphyxié et désasphyxié plusieurs fois. Sa santé générale est excellente, et il paraît se trouver à merveille de ce régime (1).

(1) Ce chien a un instinct fort remarquable. Du plus

« Une épreuve aussi incomplète ne pouvait me suffire. J'avais eu soin d'emporter de Naples quelques animaux; mais, avant de faire des expériences sur eux, j'en voulus tenter quelques-unes sur moi-même.

« M'étant mis à genoux dans la grotte, je me plongeai la tête au milieu de la couche d'acide carbonique. Je gardai cette attitude une quinzaine de secondes, en ayant bien soin de ne point respirer. Je n'éprouvai aucune sensation particulière, à part un peu de picotement dans les yeux.

« Après avoir été renouveler la provision d'air de mes poumons, je me remis dans la même posture, et essayai quelques mouvements de déglutition, évitant toujours de respirer. L'acide carbonique me parut très agréablement sapide; il me rappelait assez l'eau de Seltz. Je trouvai quelque plaisir, par la chaleur qu'il faisait, à répéter plusieurs fois cette même expérience. Du reste, il n'est pas

loin qu'il aperçoit un étranger, il devient triste, hargneux, aboie sourdement, et est tout disposé à mordre. Il faut que son maître le tienne en laisse pour le conduire à la grotte, et encore se fait-il traîner en baissant la queue et les oreilles. Quand, au contraire, l'expérience finie, l'étranger s'en retourne, il l'accompagne avec tous les témoignages de la joie la plus vive et la plus expansive.

GRÉHANT.   5

nécessaire de se maintenir la tête plongée dans la couche. En se servant de la main comme d'un éventail, on peut s'envoyer au visage de l'acide carbonique, et apprécier parfaitement sa saveur aigrelette et piquante.

« Il me restait encore à respirer le gaz. Je fis une forte inspiration. A l'instant, je fus saisi d'une sorte d'éblouissement, de vertige, ainsi que d'un resserrement douloureux dans toute la poitrine. Un mouvement instinctif et irraisonné m'obligea aussitôt à relever la tête pour respirer un air pur. Au bout de quelques minutes, il n'y paraissait plus. Je repris mon attitude horizontale; mais procédant avec prudence, je fis une toute petite inspiration. Même saisissement que la première fois; seulement la suffocation fut moindre. Je ressentais toujours une oppression très forte, ainsi qu'un espèce de bouillonnement vers le front. Je ne puis mieux comparer cette dernière sensation qu'à celle qu'on éprouve lorsque, buvant du vin de Champagne, un peu de la liqueur s'échappe par les narines. C'est presque aussi pénible.

« Je commençais à en avoir assez de ces expériences. C'était actuellement le tour de mes animaux.

« Je pris un lapin, que je plaçai dans la

grotte, près de la porte d'entrée. L'animal avait à peine respiré une ou deux fois qu'il fut saisi d'une agitation extrême. Il levait le nez et le dirigeait dans tous les sens, comme pour chercher un air meilleur. Enfin, obéissant à une sorte d'instinct, il se dressa sur ses pattes de derrière (1). Là il put trouver un air respirable; car nous avons vu que, dans cet endroit de la grotte, la couche d'acide carbonique n'a pas plus de 20 centimètres de hauteur. Quand l'animal était fatigué, il retombait sur ses pattes de devant, puis il se relevait de nouveau, respirait, pour retomber encore. Ce petit manège aurait pu se prolonger assez longtemps avant que l'animal fût asphyxié; aussi, comme je voulais arriver à des résultats sérieux, je le plaçai dans le fond de la grotte.

« Entouré de toute part d'une atmosphère d'acide carbonique, le lapin passa par tous les degrés d'une rapide asphyxie : tremblement général et convulsif; respiration courte, saccadée, plaintive. Au bout de dix secondes, il tombe sur le côté et reste immobile un instant.

(1) On sait que cette attitude verticale est assez familière aux lapins. Lorsqu'ils entendent du bruit ou qu'ils pressentent un danger, ils se dressent sur leurs pattes de derrière et restent ainsi debout pendant quelques instants.

Tout d'un coup il se relève, s'allonge, pousse des cris de détresse et retombe expirant. J'aperçois encore de petits frémissements dans les pattes, mais bientôt ces derniers vestiges disparaissent. Je prends l'animal, je le retourne en tous sens. Aucun signe de vie. Les battements du cœur sont insensibles, la respiration nulle. On dirait d'un corps inanimé.

« L'animal est dans la grotte depuis 75 secondes. Je l'en retire et l'expose au grand air. Il conserve d'abord l'immobilité du cadavre, et ce n'est qu'au bout de cinq minutes que les mouvements respiratoires reparaissent. Il a fallu près d'un quart d'heure pour que tous les symptômes de l'asphyxie se fussent dissipés.

« J'ajouterai comme complément les renseignements suivants, que m'a fournis le gardien de la grotte, et dont je n'ai pu vérifier l'exactitude que sur des lapins et des grenouilles. C'est la liste des animaux qu'il a vu déposer dans la couche d'acide carbonique, ainsi que du temps qu'ils ont mis à y mourir.

Chien	3	minutes.
Lapin	2	—
Chat	4	—
Poule	2	—
Grenouille	5	—
Couleuvre	7	—

« On s’explique assez bien la durée différente de l’asphyxie chez ces animaux. Un
reptile sera plus longtemps à mourir qu’un
mammifère, parce qu’il lui faut moins d’air dans
un temps donné, et que sa circulation est plus
lente. De même un animal fort et vigoureux
opposera plus de résistance qu’un faible. Tout
le monde sait combien le chat a la vie dure;
aussi voyons-nous le chat vivre dans la grotte
une minute de plus que le chien.

« Au bout de combien de temps un homme
succomberait-il? S’il faut croire la tradition,
l’expérience en a été faite, il y a trois siècles,
par le prince de Tolède. Il fit étendre tout de
son long dans la grotte un criminel dont on
avait lié les pieds et les mains, de manière à
ce qu’il ne pût se soulever au-dessus de la
couche d’acide carbonique. On l’y laissa dix
minutes; quand on le retira, il était mort.
J’ignore jusqu’à quel point cette tradition mé-
rite une entière confiance. Toutefois, on sait
qu’il fut une époque où des condamnés à mort
étaient soumis à des expériences aussi péril-
leuses, voire même des opérations sanglantes,
et que c’était regardé comme une sorte de
faveur, puisqu’ils avaient leur grâce quand ils
pouvaient en réchapper.

« Je remarquai qu’aucun végétal ne croît

dans la grotte, ceux qu'on y dépose meurent promptement. C'est que les plantes, comme les animaux, ont besoin de l'oxygène de l'air pour respirer. »

Art. 2. *Accidents qui peuvent survenir dans les puits ; moyen de les éviter.*

Il arrive souvent qu'un ouvrier qui descend dans un puits y tombe sans connaissance et meurt.

S'il a le temps d'appeler au secours, un autre ouvrier descend et succombe à son tour, et il n'est pas rare que l'on ait à déplorer la mort de plusieurs victimes.

Au mois de septembre 1886, trois personnes qui descendirent successivement dans un puits situé à Clamart succombèrent, et cet accident déplorable eut beaucoup de retentissement.

La mort peut être due à deux causes : l'air du puits ne contient plus ou presque plus d'oxygène, ce qui produit l'asphyxie, ou bien il renferme de l'acide carbonique qui produit l'empoisonnement.

Une autre fois, des ouvriers qui avaient travaillé toute la matinée dans un puits sortirent pour aller prendre leur repas, et revinrent au travail. Des émanations gazeuses qui eurent lieu pendant leur absence avaient rendu l'atmosphère intérieure du puits irrespirable, et ces malheureux ouvriers, à peine descendus dans le puits, furent frappés de mort.

M. Yvon et le Dr Descoust ont relaté *quelques cas d'asphyxie par l'acide carbonique* que nous sommes heureux de pouvoir reproduire (1).

« Vers la fin du mois d'août 1882 un ouvrier puisatier, le sieur A..., trouva la mort dans un puits situé dans une cave à Aubervilliers ; nous avons été chargés, M. le Dr Descoust et moi, de rechercher les causes de la mort, de procéder à l'analyse du sang de la victime, à celle de l'eau et de l'air du puits.

« L'autopsie, pratiquée le 30 août, n'a révélé aucune lésion capable d'expliquer la mort.

« Le sang fut recueilli dans deux flacons hermétiquement fermés par des bouchons de caoutchouc traversés par des tubes effilés, et soumis à l'examen spectroscopique et à l'analyse chimique. L'examen spectroscopique nous a montré les deux bandes normales de l'hémoglobine oxygénée ; pas de *bande de réduction* ; il n'y avait pas *d'hydrogène sulfuré*. D'autre part, en introduisant dans le sang un peu de sulfhydrate d'ammoniaque on voyait

____

(1) Yvon et Descoust, *Asphyxie par l'acide carbonique* (*Ann. d'hyg.* 3ᵉ série, 1884, t. XI, p. 273).

rapidement les deux bandes s'estomper, disparaître et finalement faire place à la bande unique de Stokes : le sang ne contenait donc pas *d'oxyde de carbone* qui se serait opposé à ce phénomène. Ainsi l'examen spectroscopique nous indiquait l'absence dans le sang *d'hydrogène sulfuré* et *d'oxyde de carbone*, l'examen chimique pouvait seul nous fournir un résultat positif.

Les gaz dissous dans le sang furent extraits par l'action combinée de *la chaleur et du vide :* L'intérieur du flacon fut mis en communication avec une série de tubes de Liebig renfermant, le premier, une solution d'acétate de plomb acidulée avec l'acide acétique, et destinée à retenir l'hydrogène sulfuré ; les tubes suivants renfermaient de l'eau saturée de baryte, destinée à retenir le gaz acide carbonique : le dernier servait de tube témoin ; le tout était relié à une trompe à eau permettant de faire le vide aussi lentement que possible. Lorsqu'il ne se dégageait plus de gaz, ce que l'on reconnaissait à la cessation du passage des bulles au travers des tubes de Liebig, on élevait la température du sang en le chauffant lentement au bain-marie, et au bout d'un certain temps il entrait en ébullition à une température inférieure à 45 degrés. On pouvait, dans ces conditions, être certain du dégagement complet de tous les gaz dissous : Le précipité de carbonate de baryte était ensuite recueilli, puis pesé, et de son poids il était facile de déduire celui de l'acide carbonique qui était dissous dans le sang. Le premier flacon renfermait du sang provenant du *poumon*, du *foie*, et de la *rate*. La proportion d'acide carbonique extrait s'élevait à 786 centimètres cubes par litre : il n'y avait pas d'hydrogène sulfuré. Le second flacon renfermait du liquide de transsudation de la plèvre : la quantité d'acide carbonique recueillie a été de 786 centimètres cubes : il y avait des traces d'hydrogène sulfuré provenant d'un commencement de décomposition putride : l'analyse était pratiquée 8 jours après la mort.

« Comme terme de comparaison nous avons dosé l'acide carbonique du sang provenant d'un sujet non asphyxié, et nous avons trouvé la proportion de ce gaz égale à 418 centimètres cubes par litre, chiffre conforme à celui indiqué par Gréhant : 430.

« Nous avons dû ensuite nous transporter sur le théâtre de l'accident et procéder à un grand nombre de prises d'essais d'eau et de gaz et à des constatations dont voici le résumé.

« Nous devons d'abord indiquer la disposition

du puits dans lequel avait succombé le sieur A...
Ce puits présente une profondeur de $8^m,50$:
la partie supérieure est rétrécie par le mur d'une
fosse d'aisances qui est, pour ainsi dire, placée
à cheval, et absorbe tout un demi-cercle de
l'orifice. Cette disposition avait fait supposer
un vice de construction, et l'on attribuait l'in-
fection de l'atmosphère du puits à ce contact
avec la fosse d'aisances.

« Nous verrons plus tard qu'il n'en était rien.

« Nous avons examiné l'eau du puits sur
plusieurs prises faites à des époques éloignées
les unes des autres. La composition de cette
eau a peu varié, malgré la crue de la Seine,
qui, à un certain moment, en avait considérablement élevé le niveau dans le puits.

« La proportion d'acide carbonique contenue
dans cette eau est assez considérable :

« Pour trois essais nous avons trouvé 132, 128
et 122 centimètres cubes par litre. L'analyse
chimique, pratiquée aux dates du 23 août,
18 septembre et 18 décembre 1882, a donné
les résultats suivants :

Degré hydrotimétrique........	185 à 190
Total des substances fixes.....	$2^g,70$ à $2^g,85$
Sulfate de chaux...............	$1^g,480$ à $1^g,597$
Bicarbonate de chaux.........	$0^g,333$ à $0^g,351$
Ammoniaque..................	$0^g,117$ à $0^g,182$

« Comme on le voit, la proportion de sels ammoniacaux est considérable ; on s'en rend plus facilement compte en évaluant la proportion par rapport au mètre cube.

« Quantité d'ammoniaque contenue dans un mètre cube :

Eau de rivière .... $0^g,200$
— de source.... .... $0^g,020$
— de Seine (Concorde) .... $0^g,120$
— de pluie. $\begin{cases} \text{Hiver.....} \\ \text{Eté.........} \end{cases}$ Hiver...... ...... $16^g,030$
Eté .... $3^g,100$

Eau du puits d'Aubervilliers, $11^{gr},7$ à $18^{gr},28$.

« Nous avons ensuite procédé de la manière suivante à l'analyse des gaz contenus dans le puits et dans la fosse d'aisances.

« L'accident avait eu lieu le 23 août et le puits avait été immédiatement fermé. *Neuf* jours après nous procédons à l'ouverture et constatons qu'une bougie allumée qu'on y descend s'éteint lorsqu'elle est parvenue à une profondeur de $0^m,40$ à $0^m,50$ à partir de l'orifice. Au bout de quelques instants on peut la descendre jusqu'à $0^m,70$ à $0^m,80$. Nous constatons que l'atmosphère du puits ne renferme pas traces d'hydrogène sulfuré. Un lapin descendu jusqu'au inveau de l'eau peut séjourner dans le puits environ trois quarts d'heure sans être asphyxié.

« Nous prélevons deux échantillons de gaz dont voici la composition :

Profondeur, 3 mètres.	Acide carbonique ..	5,45
	Oxygène............	13,25
	Azote..............	81,30
		100,00
Profondeur, 6 mètres.	Acide carbonique ..	5,43
	Oxygène.	5,91
	Azote	88,66
		100,00

« Après avoir fait la prise de gaz, nous laissons le *puits découvert* afin qu'il puisse s'aérer et nous nous retirons.

« Environ deux mois après, la fosse d'aisances fut vidée parce qu'elle était remplie, puis close comme elle l'est habituellement : 15 jours après ce nettoyage, nous nous transportons de nouveau sur les lieux et procédons à des prises de gaz *dans le puits* et *dans la fosse*. Après ces opérations, la fosse d'aisances fut visitée avec soin par M. Duval, architecte-expert, et reconnue *parfaitement étanche* et *très bien construite*.

« Pour la composition des gaz extraits :

		Profondeur $1^m,20$	Profondeur $1^m,75$
Air de la fosse le 15 novembre.	Acide carbonique..	0,69	0,69
	Oxygène...........	20,52	20,41
	Azote	78,79	78,90
	Hydrogène sulfuré.	traces.	traces.
		100,00	100,00

« Le puits, avons-nous dit, était resté découvert depuis le 1ᵉʳ septembre, et depuis 15 jours
la fosse était vide. Or, l'atmosphère de ce puits
était devenue parfaitement propre à la combustion, et les gaz recueillis à une profondeur de
8 mètres présentent la composition suivante :

Acide carbonique...............	0,59
Oxygène.............	20,76
Azote......................	78,65
	100,00

« Ainsi la fosse étant vide et le puits découvert, il ne s'accumulait pas d'acide carbonique
dans ce dernier. Afin d'éliminer complètement
l'influence de la fosse et de rechercher la provenance du gaz délétère, nous avons : 1º fait
clore le puits tel qu'il était avant l'accident;
2º laissé la fosse ouverte, absolument vide et
aérée, et fait établir des tinettes mobiles aux
divers étages de la maison. De cette manière,
la fosse ne contenant que de l'air et étant en
large communication avec l'atmosphère ne
pouvait fournir d'acide carbonique au puits
qui, lui, était clos, et renfermait de l'air à peu
près normal au moment de la fermeture.

Le 27 novembre, c'est-à-dire onze jours après,
nous revenons sur les lieux; la fosse était
toujours vide et en communication avec l'at-

mosphère; nous procédons à l'ouverture du puits, et nous constatons, comme au 1ᵉʳ septembre, qu'une bougie s'éteint lorsqu'elle parvient à une profondeur de 0ᵐ,5o à partir de l'orifice. L'atmosphère du puits ne renferme pas d'hydrogène sulfuré, et les gaz extraits présentent la composition suivante :

	Profondeur 2,6o	Profondeur 6,9o
Acide carbonique....	3,46	4,75
Oxygène............	14,90	12,5o
Azote	81,64	82,75
	100,00	100,00

« Il était donc bien avéré qu'il ne fallait pas incriminer la fosse d'aisances et que l'acide carbonique provenait des profondeurs du sol lui-même. En nous retirant nous laissons l'orifice du puits débouché jusqu'au 18 décembre, et à cette date nous le trouvons complètement aéré ; une bougie allumée peut être descendue jusqu'à la surface de l'eau et continue à y brûler. M. Duval peut constater que la construction du puits est parfaite, et, comme pour la fosse, n'est passible d'aucun reproche. L'acide carbonique provient donc du sol luimême, et pour qui connaît Aubervilliers, cette hypothèse n'a rien de bien risqué.

« Nous avons, à cette époque, visité plusieurs

puits, et nous n'y avons pas trouvé d'acide carbonique ; il est vrai que leur construction et leur situation étaient bien différentes du premier. Mais notre conviction était faite, et en nous retirant nous n'avons pas craint d'émettre cette opinion qu'il suffisait, en certains endroits du sol d'Aubervilliers, de creuser un trou profond pour le voir à certains moments se remplir d'acide carbonique ; le hasard devait bientôt confirmer cette hypothèse.

« Quelques mois plus tard, le 10 août 1883, un autre ouvrier puisatier, le sieur B..., descendait pour réparer une pompe dans un puits situé dans un terrain largement balayé par les vents, toujours à Aubervilliers et à une distance de 250 à 300 mètres du premier puits : cet ouvrier succomba rapidement à l'asphyxie.

« Nous avons, au moment même de l'autopsie, recueilli un peu de sang pour le soumettre de suite à l'examen spectroscopique. Ce sang ne renfermait ni *hydrogène sulfuré* ni *oxyde de carbone*. L'examen chimique ne put être pratiqué que le 13, et il nous a été impossible de suivre la marche précédemment décrite pour l'extraction des gaz. Nous l'avons pratiqué au moyen de la machine pneumatique à mercure.

« Dans ces conditions, le sang provenant des cavités du cœur contenait par litre 782 centimètres cubes de gaz, dont 385 étaient constitués par de l'acide carbonique. Le sang provenant de divers organes a laissé dégager 958 centimètres cubes de gaz contenant 592 centimètres cubes d'acide carbonique. Le sang renfermé dans deux autres flacons avait été conservé dans une des caisses de l'appareil frigorifique de la Morgue et avait été congelé : au moment de la liquéfaction, il est entré presque immédiatement en décomposition putride et a laissé dégager plus de 5 à 6 fois son volume de gaz contenant de l'hydrogène sulfuré et de l'acide carbonique. En résumé, l'examen chimique nous a montré que le sang de la victime renfermait un excès d'acide carbonique, et l'examen spectroscopique, qu'il ne contenait ni hydrogène sulfuré ni oxyde de carbone.

« Nous nous sommes ensuite transportés à Aubervilliers pour examiner les lieux et recueillir des gaz.

« L'usine dans laquelle se trouve le puits est construite sur un remblai qui élève le sol au niveau de la route. Dans ce remblai, formé par des matériaux provenant de décharge publique, est creusé le puits où avait eu lieu l'accident.

Ce n'est pas à proprement parler un puits, car il ne renferme pas d'eau et n'est pas destiné à en recevoir; c'est une grande cavité cylindrique au fond de laquelle se trouve une pompe aspirante et foulante. Elle est pratiquée dans toute la profondeur du remblai ($7^m,5o$); les parois sont en pierre. Le fond est constitué par le sol, et l'on y voit l'orifice d'un puits artésien qui est relié à la pompe aspirante et foulante, dont l'eau est destinée à l'usine. Cette pompe est manœuvrée par une maîtresse tige qui est dressée contre les parois du puits, et dont l'extrémité émerge et se relie à un excentrique dépendant de la machine motrice. L'orifice du puits est en plein air, incomplètement fermé par un couvercle de bois percé d'un trou pour laisser passer la tige. C'est en descendant pour réparer la pompe que le sieur B... a trouvé la mort. Le jour de notre arrivée, le 16 avril, cinq jours après l'accident, la machine, et par suite la pompe, ne fonctionnait pas; le puits était couvert. Nous faisons enlever le couvercle et constatons qu'on peut descendre une bougie allumée jusqu'au fond : l'aération était complète. Nous prélevons des gaz au fond même du puits à la profondeur de $7^m,5o$. Ces gaz présentent la compositon suivante :

Acide carbonique..... Traces indosables.
Oxygène .... 20,6 cc.
Azote................ 79,4 cc.
                      ———
                      100,0

« L'atmosphère du puits ne renferme pas traces d'hydrogène sulfuré. On put dès lors descendre et faire les réparations nécessaires à la pompe : le puits fut muni de son couvercle, et le travail de l'usine repris. Nous avons examiné la première eau extraite le 20 avril. En voici la composition par litre :

Degré hydrotimétrique......... 120
Sulfate de chaux .... 8^g,490
Carbonate de chaux.......... 0^g,135
Résidu fixe.................. 1^g,122

« Le 28 du même mois, nous nous transportons de nouveau sur les lieux ; la pompe fonctionnait à notre arrivée. Nous faisons découvrir le puits, et nous constatons qu'une bougie allumée s'éteint lorsqu'elle est parvenue à une profondeur de 4^m,45 à partir de l'orifice. Nous procédons alors à une prise de gaz, au fond du puits, à la profondeur de 7^m,50. Il n'y a pas trace d'hydrogène sulfuré. Les gaz recueillis présentent la composition suivante :

Acide carbonique............ 12,16
Oxygène 3,69
Azote...................... 84,15
                           ———
                           100,00

« Ces mélanges gazeux sont surtout remarquables par leur peu de richesse en oxygène, et l'asphyxie est causée tout à la fois par l'excès d'acide carbonique et le manque d'oxygène. Nous faisons rétablir la fermeture, et le 23 juin nous examinons le puits une dernière fois; la pompe avait cessé de fonctionner depuis la veille à 6 heures; c'est-à-dire 15 heures avant notre arrivée. Nous constatons qu'une bougie allumée s'éteint, lorsqu'elle est parvenue, comme la première fois, à une profondeur de $4^m,50$, à partir de l'orifice. Le gaz recueilli au fond du puits présente la composition suivante :

Acide carbonique............	12,35
Oxygène................	3,69
Azote..	83,95
	100,00

« Le milieu était donc toujours irrespirable.

« Tel est le résumé des recherches auxquelles nous nous sommes livrés. Les conclusions que nous pouvons en tirer sont les suivantes, et ne nous paraissent pas absolument privées d'intérêt au point de vue de l'hygiène publique; c'est cette considération qui nous a engagés à vous les présenter. L'accumulation de l'acide carbonique dans ces deux puits, situés à une certaine distance l'un de l'autre et creusés dans un terrain tel que celui d'Aubervilliers, nous paraît due à la même cause, à la fermentation continuelle dont est le siège ce terrain, saturé de matières organiques et de résidus industriels. Cette accumulation du gaz est tout à fait indépendante de la nature des parois qui constituent les cavités. Dans les deux cas que nous venons de vous rapporter les puits dont les parois étaient maçonnées ne présentaient aucun vice de construction.

« Pour nous, ce sol est tellement imprégné de matières organiques de toutes provenances qu'il suffit, ainsi que nous l'avons déjà dit, d'y creuser un trou pour y voir s'y accumuler de l'acide carbonique. Le puits dans lequel a succombé le sieur A... était situé dans une cave ; l'ébranlement gazeux était presque nul et ne pouvait provenir que du jeu très intermittent de la pompe à bras qui sert à élever l'eau à la surface du sol. Nous pensons que l'acide carbonique provient dans ce puits par les mêmes voies que l'eau ; peut-être même par l'intermédiaire de cette eau elle-même. Nous avons, en effet, constaté qu'elle était très chargée de ce gaz (122 à 132 centimètres cubes par litre), qu'elle doit laisser dégager par sa surface, tandis que les couches inférieures arrivent très chargées.

« Dans le second cas, celui du puits où a succombé le sieur B... la provenance plus ou moins éloignée de l'acide carbonique nous semble encore plus évidente. L'orifice du puits est à ciel ouvert, la fermeture très peu hermétique et l'ébranlement gazeux continuel. Nous voyons du reste que ce n'est qu'à une profondeur de $4^m,45$, que la proportion d'acide carbonique reste assez considérable pour empêcher la combustion.

« Dans le premier puits, le même phénomène se manifestait à une profondeur de $4^m,40$: De plus, ici, la présence de l'acide carbonique est intermittente et paraît intimement liée au jeu de la pompe. Ce gaz nous semble provenir des profondeurs du sol et arriver en même temps que l'eau par le conduit artésien. Il doit prendre naissance dans les terrains environnants et sous-jacents, et circuler dans le sol par les mêmes voies qui permettent à l'eau de se rassembler pour former une nappe souterraine dans laquelle elle est captée par l'intermédiaire du puits foré. Quelles que soient du reste les hypothèses que l'on puisse faire pour expliquer la pénétration de l'acide carbonique dans les puits dont nous avons parlé, il n'en résulte pas moins de tout ce que nous avons dit un fait indiscutable : c'est l'accumulation possible et malheureusement fréquente de ce gaz dans les cavités profondes d'un sol plus ou moins infecté, par la présence de matières organiques en fermentation, quelle que soit leur nature. »

Il serait toujours possible d'éviter à l'avenir de pareils accidents, si l'on se faisait une règle d'employer une précaution que j'ai indiquée il y a longtemps (1).

Avant de permettre à un homme de descendre dans un puits, dans une fosse ou dans un caveau, ou même de pénétrer dans un cellier où se trouvent des cuves de vin en fermentation, il faudrait y faire descendre, à l'aide d'une corde, un panier à claire-voie ou une cage contenant un mammifère ou un oiseau, et laisser séjourner l'animal pendant plus d'une heure au fond du puits :

Si, après avoir retiré la cage, on trouve l'animal mort, il faut renouveler complètement l'atmosphère intérieure du puits, ce qui exige l'envoi d'un volume d'air pur de 5 à 10 fois plus grand que le volume d'air vicié qui remplit le puits.

On peut arriver à produire ce renouvelle-

______

(1) Gréhant, *Comptes rendus de l'Académie des sciences*, 1870.

ment, qui exigera toujours un temps assez long, à l'aide d'un ventilateur très simple et qu'on se procure à bon marché, qui est muni d'un tuyau suffisamment long. Cet instrument, que les puisatiers mettent en usage, paraît indispensable.

Il faut toujours s'assurer, après que le renouvellement de l'air a eu lieu, qu'un animal servant à l'épreuve, introduit de nouveau, continue à vivre sans éprouver d'accidents, et il est prudent de faire cet essai chaque fois que le travail a été interrompu.

Art. 3. *Dose toxique de l'acide carbonique dans le sang.*

L'acide carbonique, à une dose élevée, agit comme poison ; à une dose moindre, il agit comme anesthésique, et je dois entrer dans de grands développements sur ce sujet, qui présente un vif intérêt.

Pour étudier l'action de l'acide carbonique, P. Bert a fixé, dans la trachée d'un chien, un tube qui a été mis en communication avec un sac de caoutchouc contenant 82 pour 100 d'oxygène ; ce gaz était absorbé peu à peu dans les poumons, et il était remplacé par de l'acide carbonique dont la proportion centésimale allait toujours en augmentant ; l'expérience a duré cinq heures et demie, et l'animal est mort quand la proportion de l'acide carbonique devint égale dans le mélange gazeux à 45,7 pour 100, la proportion de l'oxygène étant encore égale à 31,8 pour 100.

Plusieurs échantillons de sang furent pris dans l'artère carotide, et furent introduits dans l'appareil à extraction des gaz, et l'on reconnut que la proportion de l'oxygène dans le sang se maintenait à peu près la même dans les premières heures, tandis que la proportion de l'acide carbonique allait toujours en augmentant jusqu'au moment de la mort; on obtint alors de 100 centimètres cubes de sang, $114^{cc},2$ d'acide carbonique, telle est la dose mortelle dans le sang.

La température rectale s'abaissa beaucoup; de $37°,6$, température normale du chien, elle descendit à 27 degrés; la différence est égale à $10°,6$.

Les mouvements respiratoires diminuèrent de vingt et un à huit par minute, de même le nombre des battements du cœur alla en diminuant.

La pression du sang dans l'artère carotide descendit notablement.

Le tableau suivant résume les résultats obtenus par le célèbre physiologiste :

	Au début.	Après 1ʰ5	Après 2ʰ9	Après 2ʰ40	Après 3ʰ5	Après 3ʰ50	Après 4ʰ35	Après 4ʰ45	Après 5ʰ20	Après 5ʰ50
Oxygène du sac.	82,0	66,2	51,7	»	42,5	39,0	35,0	»	32,9	31,8
CO_2..........	»	15,5	29,7	»	37,3	40,3	42,1	»	45,2	45,7
Oxygène du sang	21,4	20,7	»	21,0	»	23,2	»	18,7	»	9,7
CO_2..........	42,7	66,8	»	88,7	»	95,4	»	97,5	«	114,2
Température rectale.......	37°6	35°8	32°2	31°2	30°8	29°5	28°5	»	28°0	27°0
Mouvements respiratoires .	21	43	38	36	28	20	16	»	8	»
Pulsations.....	»	100	88	72	60	48	32	»	28	»
Pression cardiaque.......	»	13-16	1416-	»	»	11-15	»	»	8-10	»

Art. 4. *Accumulation de l'acide carbonique dans le sang.*

Paul Bert ne s'est pas contenté de mesurer la dose toxique de l'acide carbonique dans le sang, il a cherché à déterminer la quantité de ce gaz qui s'accumule dans les tissus.

« Un poids déterminé des tissus de l'animal en expérience était introduit, coupé en petits morceaux, dans un flacon jaugé d'une capacité environ triple. Le flacon était alors bien rempli avec une solution assez forte de potasse ou de soude caustique; une semblable solution était gardée comme témoin dans un autre flacon bien plein et bien bouché.

« Je laissais le tout en place pendant vingt-quatre heures, et je supposais que, dans ce laps de temps, l'alcali s'était emparé de tout l'acide carbonique dont pouvaient être imprégnés les tissus.

« Je prenais alors une certaine quantité du liquide, et le faisais pénétrer dans le récipient de la pompe à mercure, où avait été introduite préalablement, et bien épurée de ses gaz, une solution d'acide sulfurique.

« L'acide carbonique, aussitôt déplacé par ce dernier, était aisément extrait et recueilli, et un calcul bien simple me permettait de savoir combien 100 grammes de tissus mis en expérience contenaient d'acide carbonique.

« Je ne manquais pas de soumettre au même traitemement la solution d'alcali gardée comme témoin, parce qu'elle contenait toujours une certaine quantité d'acide carbonique qu'il fallait naturellement déduire.

« Cette méthode très simple, à laquelle je ne prétends pas attribuer une exactitude de décimales, me paraît devoir donner des résultats très suffisamment voisins de la vérité ; elle a l'immense avantage de ne point nécessiter d'outillage compliqué, et de permettre aisément un grand nombre d'expériences comparatives. »

En opérant par ce procédé, que j'ai cité

textuellement, Paul Bert a trouvé que du corps des animaux tués par l'acide carbonique, on peut extraire environ 3o pour 1oo de son volume de ce gaz, tandis qu'à l'état normal on n'en peut retirer que 1o à 15 pour 1oo.

Lorsque les animaux meurent dans l'air comprimé et confiné, plus la pression est forte, moins est grande la proportion centésimale de l'acide carbonique qui est nécessaire pour amener la mort.

C'est encore un fait qui a été établi par les expériences de P. Bert.

CHAPITRE IV

ACTION ANESTHÉSIQUE DE L'ACIDE CARBONIQUE

Pendant la durée de l'empoisonnement progressif par l'acide carbonique, il arrive un moment où l'animal devient insensible aux excitations, à l'électrisation des nerfs sensitifs, et où l'œil lui-même perd complètement sa sensibilité.

ART. 1er. *Expériences d'Ozanam, de Paul Bert et de Gréhant.*

En 1858, le docteur Ozanam a communiqué à l'Académie des sciences des expériences dans lesquelles il obtint l'anesthésie en faisant respirer à des lapins de l'air mélangé avec une proportion non mesurée d'acide carbonique; la tête de l'animal était plongée dans une vessie au fond de laquelle s'engageait le tuyau parti d'un gazomètre à acide carbonique; les bords du sac, faiblement pressés autour du cou, laissaient toujours pénétrer une petite quantité d'air atmosphérique, dont on pouvait graduer la dose à volonté en soulevant un pli.

Aussi longtemps que l'on voulait prolonger le sommeil, il fallait continuer les inhalations.

Après une période d'excitation qui dure peu, survient la période d'anesthésie; l'animal est étendu, sur le côté, les quatre membres souples et relâchés, la respiration est profonde et ralentie, la pupille modérément dilatée; le cœur bat lentement et avec moins de force; la peau, les oreilles, les membres, la racine des ongles sont insensibles; l'anesthésie est complète.

« Nous avons transpercé les chairs, dit M. Ozanam, et cautérisé cinq fois avec le fer rouge, sans que l'animal donnât signe de douleur. »

M. Ozanam fit préparer par M. Fontaine un sac qui contenait 100 litres d'acide carbonique, afin de prolonger l'anesthésie aussi longtemps qu'il serait possible.

L'animal fut endormi au bout de trois minutes, sans convulsions, et resta étendu sur le côté, dans un sommeil tranquille, sans qu'on fût obligé de le tenir, les inhalations furent continuées pendant quatre-vingt-sept minutes, puis l'appareil fut retiré; le sommeil complet dura encore cinq minutes, vers la dixième minute les pattes commencèrent à s'agiter.

M. Ozanam conclut de ses expériences qu'il y aurait un avantage immense à employer l'acide carbonique en inhalations, et il regarde ce gaz comme l'anesthésique le plus innocent.

P. Bert a reconnu que cette anesthésie a lieu lorsque le sang contient de 72 à 95 pour 100 d'acide carbonique.

Cette anesthésie si complète devait conduire à l'idée d'une application chirurgicale possible.

Paul Bert, au lieu de faire respirer les animaux dans un sac de caoutchouc plein d'oxygène, et d'attendre que la quantité d'acide carbonique formé devînt assez grande pour causer l'anesthésie, a eu l'idée de faire préparer des mélanges d'oxygène et d'acide carbonique.

Un mélange contenant 20 pour 100 d'acide carbonique n'a produit l'insensibilité qu'après une heure et demie, et la température s'est abaissée de 4 degrés.

Avec un mélange renfermant 40 pour 100 d'acide carbonique, l'insensibilité est survenue après trois ou cinq minutes.

Tout récemment, j'ai employé moi-même l'acide carbonique comme anesthésique.

On obtient sans difficulté l'anesthésie du chien par l'emploi de mélanges titrés d'air et de vapeur de chloroforme, suivant la méthode de Paul Bert, ou par le procédé de M. Quinquaud, en faisant passer l'air inspiré à travers un flacon contenant un mélange de chloroforme et d'alcool; mais il arrive souvent, quand on emploie le chloroforme chez le lapin, que l'animal meurt par suite d'une vive irritation des nerfs nasaux et laryngés qui arrête les mouvements respiratoires.

Paul Bert a bien démontré que cette excitation tient à l'action irritante du chloroforme ou de l'éther sur les muqueuses oculaire, nasale, buccale et surtout glottique :

« En effet, dit-il, ouvrons la trachée d'un lapin, prenons un tube de verre muni d'une petite ampoule et introduisons dans l'ampoule de petits morceaux de ouate imbibés de liquide anesthésique : nous voyons l'animal s'arrêter, puis s'endormir tranquillement en devenant complètement insensible; il ne présente alors aucune excitation. »

Au lieu d'employer des mélanges d'acide carbonique et d'oxygène, comme le faisait P. Bert, j'ai préféré composer des mélanges d'acide carbonique et d'air additionné d'un volume d'oxygène tel que la proportion de l'oxygène soit égale à 20,8, exactement comme dans l'air; un petit volume d'oxygène suffit alors pour obtenir un grand volume de mélange capable de produire l'anesthésie, il est très facile de calculer les volumes x d'acide carbonique et y d'oxygène qu'il faut ajouter à 100 litres d'air, mesurés avec le compteur à gaz, pour obtenir un mélange renfermant 30 pour 100 d'acide carbonique et 20,8 d'oxygène; on a les deux équations :

$$\frac{100 + x + y}{x} = \frac{100}{30} \quad \text{et} \quad \frac{100 + x + y}{20,8 + y} = \frac{100}{20,8}$$

En effectuant les calculs, on trouve 48 litres d'acide carbonique et 12^{lit}, 68 d'oxygène.

En faisant respirer à un lapin, à l'aide d'une muselière de caoutchouc et de soupapes à eau, ce mélange à 30 pour 100 pendant quarante minutes, je n'ai pas pu obtenir l'anesthésie; la cornée restait sensible : cependant la température rectale était abaissée de 3°,1, diminution considérable de la température, qui a été signalée par Paul Bert dans des expériences faites sur le chien.

J'ai fait respirer pendant trois quarts d'heure un lapin un mélange contenant 40 pour 100 d'acide carbonique et l'anesthésie n'a pas été tout à fait complète, le sang artériel pris dans l'artère carotide contenait 72,7 pour 100 d'acide carbonique.

Un mélange à 50 pour 100 d'acide carbonique et contenant comme toujours 20,8 d'oxygène a produit chez le lapin l'anesthésie complète de la cornée deux minutes après le début de l'expérience.

Trois quarts d'heure après, on a extrait les gaz du sang, et l'on a trouvé 95,4 pour 100 d'acide carbonique; l'anesthésie a été maintenue pendant deux heures, le nombre des respirations a diminué de 64 à 9 par minute.

Enfin, j'ai composé un mélange à 45 pour 100 formé de 100 litres d'air, de 105 litres d'acide carbonique et de $28^{lit},3$ d'oxygène; ce mélange a produit l'insensibilité complète de la cornée en deux minutes : c'est celui que l'on doit préférer.

Lorsqu'on cesse de faire respirer l'acide carbonique la sensibilité revient très vite, l'élimination de l'acide carbonique dans l'air paraît rapide, comme le montre l'expérience suivante :

Chez un chien du poids de 15 kilogrammes fixé sur la gouttière, on prend dans l'artère fémorale un échantillon de sang dont on extrait les gaz, puis on fait respirer à cet animal un mélange à 45 pour 100 d'acide carbonique; un quart d'heure après, le sac de caoutchouc qui contenait 233 litres de gaz étant presque vidé, on fait une deuxième prise de sang, puis on fait respirer l'animal dans l'air; dix minutes après, on prend un troisième échantillon de sang, et les gaz sont extraits.

J'ai obtenu les résultats suivants, qui sont rapportés à 100 centimètres cubes de sang :

	Acide carbonique.	Oxygène.	Azote.
1........	45,7	21,4	2,0
2........	87,3	20,0	1,5
3........	38,8	19,8	2,7

Ainsi, pendant la période d'anesthésie, le volume de l'acide carbonique dans le sang a presque doublé, mais, dix minutes après, la proportion de ce gaz dans le sang était devenue moindre qu'à l'état normal, puisqu'elle était de 38,8 au lieu de 45,7, ce qui s'explique par la fréquence et l'ampleur des mouvements respiratoires de l'animal qui était très agité pendant la période qui a suivi l'anesthésie.

Mais il faut remarquer que cette expérience ne démontre pas que l'acide carbonique fixé par les éléments des tissus soit éliminé aussi vite que celui du sang, et l'étude de la température chez les animaux anesthésiés paraît démontrer que l'élimination de l'acide carbonique fixé est beaucoup plus lente.

ART. 2. *Anesthésie prolongée; marche de la température.*

J'ai soumis un lapin à l'anesthésie prolongée pendant deux heures, et j'ai pris de temps en temps sa température; voici le tableau des résultats obtenus :

	Température rectale.
$3^h\ 00^m$	$39°,7$
$3^h\ 24^m$	$38°,4$
$3^h\ 58^m$	$36°,3$
$5^h\ 00^m$	$34°,0$
On rend l'air.	
$5^h\ 13^m$	$33°,0$
$5^h\ 30^m$	$32°,8$
$6^h\ 35^m$	$33°,4$
$7^h\ 30^m$	$35°,0$

Pendant que l'animal respirait l'acide carbonique, sa température s'est abaissée de $39°,7$ à $34°$, c'est-à-dire de $5°,7$; lorsqu'il a respiré de l'air, c'est encore un fait très remarquable que la température ait continué à baisser jusqu'à $32°,8$ ou de $1°,2$, puis elle est remontée peu à peu, mais deux heures et demie après la fin de l'anesthésie, elle n'était encore que

35 degrés, et elle n'est revenue au chiffre normal que beaucoup plus tard.

Cela démontre que la calorification est profondément troublée, et c'est après la fin de l'anesthésie que l'animal est le plus exposé.

Il m'est arrivé plusieurs fois de voir dans cette période pendant laquelle l'animal respire de l'air pur, la mort survenir brusquement.

Le médecin ne doit donc pas employer chez l'homme un agent anesthésique qui est très dangereux à cause du trouble profond qu'il apporte dans la calorification et dans la nutrition des tissus.

Art. 3. *Comparaison entre le gaz inspiré et le gaz expiré pendant l'anesthésie.*

En rapport avec cette diminution considérable dans la production de chaleur se montrent les différences que présente la composition des gaz expirés et inspirés à l'état normal et pendant l'anesthésie.

J'ai recueilli dans un petit sac de caoutchouc l'air expiré par un lapin, à l'état normal, puis, à l'aide de la pompe à mercure, qui est la plus commode des pipettes à mercure, j'ai aspiré ce gaz dans le sac pour l'introduire dans un long tube gradué plein de mercure; j'ai absorbé l'acide carbonique par la potasse, puis le gaz a été transvasé dans un eudiomètre et analysé par l'hydrogène.

J'ai trouvé que l'air expiré normalement par l'animal renfermait sur 100 centimètres cubes $2^{cc},5$ d'acide carbonique, et $18^{cc},9$ d'oxygène au lieu de $20^{cc},9$, c'est-à-dire 2 centimètres cubes d'oxygène en moins que l'air pur.

Après trois quarts d'heure d'anesthésie, produite par un mélange d'acide carbonique, d'air et d'oxygène, j'ai recueilli l'air expiré dans un sac de caoutchouc vide pendant un quart d'heure, l'animal continuant à faire circuler dans ses poumons le mélange gazeux :

	100 centimètres cubes de gaz expiré contenaient :	100 centimètres cubes de gaz inspiré contenaient
Acide carbonique.	42,3	42,3
Oxygène	18,5	19,1
Azote...........	39,2	38,6

Ainsi, il y avait exactement autant d'acide carbonique dans les gaz expirés que dans les gaz inspirés, et l'on peut conclure de cette expérience que *le rôle physiologique des poumons était annihilé quant à l'exhalation de l'acide carbonique;* pour l'oxygène, il a été absorbé, mais en petite quantité, $0^{cc},6$ représente moins que le tiers du volume égal à 2 centimètres cubes d'oxygène, qui est absorbé par l'animal à l'état normal.

On peut se demander si cette faible quantité d'oxygène ne correspondrait pas à la partie de ce gaz qui, dans l'organisme, s'unit aux éléments autres que le carbone, et c'est là une hypothèse qui peut conduire à d'autres recherches.

Art. 4. *Avantages de l'anesthésie par l'acide carbonique chez les animaux.*

Il est certain que, dans la pratique des opérations quelquefois longues que nécessitent les recherches ou les démonstrations physiologiques, ce mode d'anesthésie est très commode, parce qu'il n'exige aucune surveillance et parce qu'il permet de faire les plus grandes mutilations sans que l'animal éprouve la moindre douleur et présente la moindre agitation ; il me semble que, pour les démonstrations surtout dans lesquelles on ne se propose pas de faire progresser la science, mais seulement de répéter devant les élèves des expériences connues, le physiologiste devrait s'imposer comme une loi l'usage des anesthésiques.

Le procédé très simple de **M.** Ozanam, qui consiste dans l'addition à l'air d'un volume non mesuré d'acide carbonique, a l'inconvénient de diminuer la proportion relative de l'oxygène et de compliquer l'anesthésie d'un certain degré d'asphyxie, tandis que, par le dosage opéré comme je l'ai dit, jamais l'oxygène ne fera défaut.

Pour composer un mélange à volumes égaux d'acide carbonique et d'air sans opérer sur la cuve à eau, je fais arriver du gaz acide carbonique dans un sac de caoutchouc muni d'un robinet à trois voies jusqu'à ce qu'un manomètre à eau communicant avec l'une des branches du robinet indique une pression de 5 centimètres, puis je fais passer le gaz dans un sac de caoutchouc plus grand en comprimant les parois du prenier sac qui est complètement vidé, puis rempli d'air mesuré par un compteur à gaz jusqu'à ce que le manomètre indique de nouveau une pression de 5 centimètres; on fait passer l'air dans le grand sac et on ajoute, à l'aide d'une cloche graduée placée sur la cuve, un volume d'oxygène qu'il est facile de calculer pour obtenir le mélange anesthésique.

DEUXIÈME PARTIE
L'OXYDE DE CARBONE

L'action toxique de l'oxyde de carbone sur l'homme et sur les animaux est bien connue, grâce aux travaux de F. Leblanc et de mon illustre maître Claude Bernard (1); on sait que ce gaz jouit de la propriété de se combiner avec l'hémoglobine ou matière colorante des globules rouges; si l'on agite du sang d'abord privé de gaz avec de l'oxygène, un certain volume d'oxygène est absorbé; mais si le sang oxygéné est ensuite agité avec de l'oxyde de carbone, l'oxygène est déplacé et le gaz combustible entre en combinaison avec l'hémoglobine; cette substitution, sur laquelle Claude Bernard a fondé un procédé d'analyse des gaz du sang, permettant de doser l'oxy-

(1) Claude Bernard, *Leçons sur les effets des substances toxiques.* Paris, 1857. *Leçons sur les anesthésiques et sur l'asphyxie.* Paris, 1875.

gène contenu dans ce liquide, se fait volume à volume.

Lorsque l'homme ou lorsqu'un animal supérieur à respiration aérienne est placé dans une atmosphère qui contient une certaine quantité d'oxyde de carbone, le mélange d'air et de ce gaz pénètre dans les poumons par l'inspiration, les globules du sang qui circulent dans les vaisseaux capillaires des poumons et qui sont distribués sur une surface énorme absorbent à la fois de l'oxygène et de l'oxyde de carbone, de sorte que le sang artériel qui arrive au cœur gauche et qui est envoyé dans tout l'organisme contient à la fois de l'hémoglobine oxycarbonée et de l'hémoglobine oxygénée.

Lorsque la proportion du gaz toxique est suffisante dans l'air, il arrive bientôt que la quantité d'oxyde de carbone combinée avec la matière colorante du sang devient égale à celle de l'oxygène; l'expérience nous montrera que dans ces conditions l'animal court déjà un grand danger.

Enfin, au bout d'un certain temps, la proportion de l'oxyde de carbone absorbé par les globules devient plus grande, et chaque globule ne peut plus absorber qu'une petite quantité d'oxygène insuffisante pour que le gaz vital soit fourni aux éléments des tissus, qui ne conservent leur activité physiologique qu'à la condition de recevoir continuellement de l'oxygène.

Alors la mort arrive, mais, comme nous le verrons, elle a lieu toujours avant que les globules soient complètement combinés avec l'oxyde de carbone, avant qu'ils aient perdu le pouvoir d'absorber encore un peu d'oxygène.

Quand on considère le nombre considérable des travaux qui ont été entrepris sur l'empoisonnement par l'oxyde de carbone, il semble que la question soit épuisée et que l'on soit arrivé sur ce sujet à une somme de connaissances qu'il est difficile d'accroître.

Cependant j'espère pouvoir démontrer que des faits nouveaux peuvent être fournis par l'expérimentation, et je crois qu'il y a encore, dans l'étude de cette intoxication, un certain nombre de questions à élucider qui présentent un grand intérêt au point de vue de l'hygiène.

Par exemple, on peut se demander quelles sont les limites de l'absorption de l'oxyde de carbone par l'organisme vivant ? En d'autres termes, dans quelle proportion l'oxyde de carbone doit-il se trouver dans l'air pour que le sang qui circule dans les poumons cesse d'en absorber la moindre trace ?

Pour répondre à cette question, il a fallu établir un procédé de dosage exact et quantitatif de l'oxyde de carbone dans le sang qui a été fourni par la méthode d'absorption.

J'ai donc divisé cette étude en six chapitres :

Dans le premier chapitre, je m'occupe surtout des propriétés physiques et chimiques de l'oxyde de carbone.

Dans le deuxième, de l'absorption de l'oxyde de carbone par l'organisme vivant.

Dans le troisième, j'étudie l'élimination de ce poison.

Le quatrième comprend un certain nombre d'applications physiologiques.

Le cinquième traite des applications hygiéniques : le gaz de l'éclairage, les poêles sans tuyaux, les poêles mobiles, les voitures chauffées.

Le sixième contient l'exposé du traitement de l'intoxication oxycarbonée par la respiration artificielle et la transfusion.

CHAPITRE PREMIER

PROPRIÉTÉS PHYSIQUES ET CHIMIQUES DE L'OXYDE DE CARBONE

ARTICLE I. *Préparation de l'oxyde de carbone.*

On prépare généralement l'oxyde de carbone dans les laboratoires en décomposant l'acide oxalique ou le bioxalate de potasse (sel d'oseille) par l'acide sulfurique.

On chauffe dans un ballon de verre (fig. 12) 30 grammes d'acide oxalique avec 180 grammes ou 100 centimètres cubes d'acide sulfurique ; l'acide oxalique se décompose en volumes égaux d'acide carbonique et d'oxyde de carbone; on fait passer le mélange gazeux à travers un flacon laveur contenant une dissolution de potasse ou de soude qui retient l'acide carbonique ; l'opération marche très régulièrement ; le gaz est recueilli dans des flacons pleins d'eau lorsque l'air du ballon et du flacon laveur a été chassé.

Il est facile de reconnaître que l'absorption de l'acide carbonique par la potasse est incomplète, le passage des gaz à travers la solution alcaline étant très rapide; il est nécessaire, pour débarrasser complètement l'oxyde de carbone de l'acide carbonique, d'introduire dans chaque flacon un morceau de potasse, de fermer le col et d'agiter jusqu'à ce qu'il n'y ait plus d'absorption.

Je trouve plus simple et plus commode de recevoir directement le mélange d'oxyde de carbone et d'acide carbonique qui a traversé le flacon laveur contenant de l'eau dans un petit sac de caoutchouc, d'une contenance de 10 à 20 litres dont le col est muni d'un robinet de laiton; on commence par faire le vide dans le sac avec une trompe aspirante et on fait arriver le mélange gazeux dans ce récipient de caoutchouc.

On arrête l'opération lorsque le sac est suffisamment gonflé, puis on ferme le robinet et, par un entonnoir de verre fixé par un tube de caoutchouc, on introduit dans le mélange des deux gaz une solution de potasse ou de soude dans l'eau; on agite vivement les parois du sac; au bout de quelques instants, tout l'acide carbonique est absorbé, ce que l'on reconnaît en faisant passer du gaz à travers de l'eau de baryte qui ne doit pas se troubler ; en compri-

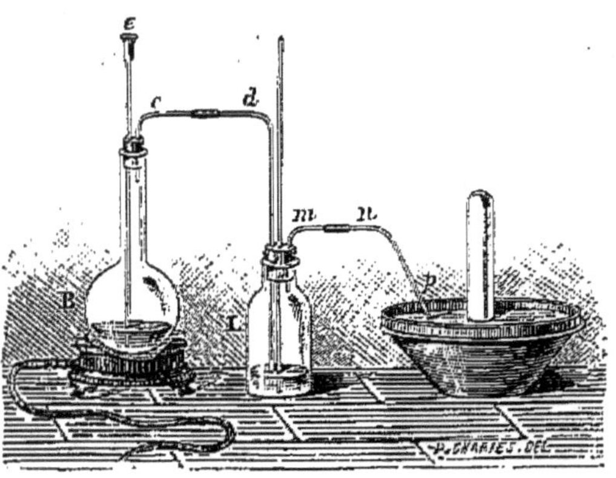

Fig. 12. — Appareil pour la préparation de l'oxyde de carbone.

mant le sac, on introduit ensuite le gaz dans des flacons pleins d'eau et on le conserve sur l'eau qui absorbe très peu d'oxyde de carbone.

Si l'on conservait le gaz dans le sac, il s'échapperait peu à peu par endosmose à travers les parois de caoutchouc dans l'air extérieur.

On peut aussi introduire la potasse tout d'abord dans le récipient de caoutchouc.

ART. 2. *Analyse du gaz. Réactif absorbant de l'oxyde de carbone.*

Avant d'employer l'oxyde de carbone, il est presque toujours nécessaire d'analyser le gaz afin de connaître le volume exact d'oxyde de carbone pur qu'il contient.

C'est à l'aide du protochlorure de cuivre que se fait cette analyse. Félix Leblanc a fait connaître l'emploi de ce réactif (1).

« En voulant déterminer, dit-il, l'oxygène dans un gaz à éclairage par le protochlorure de cuivre ammoniacal, nous avons reconnu, MM. Stas, Doyère et moi, un fait qui n'avait pas encore été signalé. Le réactif en question dissout une grande quantité d'oxyde de carbone, il dissout même du gaz oléfiant. J'ai entrepris l'étude de cette propriété, et voici les résultats que j'ai déjà observés :

« Lorsqu'on fait passer un courant d'oxyde de carbone dans une solution de protochlorure de cuivre dans l'acide chlorhydrique, le gaz est absorbé en quantité considérable et avec une rapidité comparable à celle qui accompagne l'absorption de l'acide carbonique par la potasse; mais la température ne s'élève que peu, comparativement. Le protochlorure de cuivre acide saturé d'oxyde de carbone peut être étendu d'eau en grande quantité, sans qu'il y ait précipitation de protochlorure comme avant l'absorption et sans dégagement

(1) Félix Leblanc, *Comptes rendus de l'Académie des sciences*, t. XXX.

de gaz. L'ébullition et un vide complet chassent le gaz. »

Le réactif absorbant de l'oxyde de carbone dont je me sers constamment peut se préparer de la manière suivante :

On introduit dans un flacon de 1 à 2 litres (col droit) 500 grammes de bichlorure de cuivre en petits cristaux, de la tournure de cuivre en grand excès, puis on remplit le flacon d'acide chlorhydrique ordinaire.

Au bout de quelques jours, à la température ordinaire, le bichlorure de cuivre est ramené à l'état de protochlorure qui se dissout dans l'acide chlorhydrique ; ce réactif versé dans l'eau donne immédiatement un précipité blanc de protochlorure de cuivre insoluble dans l'eau.

On le conserve dans un flacon bien bouché.

Pour analyser l'oxyde de carbone, on prend un long tube gradué contenant 100 centimètres cubes, divisé en centimètres cubes et demi-centimètres cubes et qui peut être fermé par un bouchon de caoutchouc plein. Ce tube, tenu par une pince de bois, est retourné dans la cuve à eau et rempli d'eau ; à l'aide d'un entonnoir à gaz soutenu par une tige de fer et un manche de bois, et à l'aide d'une grande pince de fer à creusets, qui sert à saisir et à retourner sous l'eau un flacon d'oxyde de carbone, on fait passer dans la cloche graduée un certain volume du gaz qu'il s'agit d'analyser, 85 centimètres cubes par exemple (en opérant ainsi, on évite l'immersion des mains dans l'eau froide), puis on introduit dans le tube gradué un petit tube à essai rempli de la solution de protochlorure, on ferme avec le bouchon et on agite vivement à plusieurs reprises ;

Dès qu'on enlève le bouchon avec une pince de fer, on voit monter l'eau de la cuve ; on agite de nouveau, après avoir introduit un nouveau volume de réactif, et on trouve qu'il reste seulement 2 centimètres cubes ; ainsi 85 centimètres cubes du gaz employé contiennent 83 centimètres cubes d'oxyde de carbone ; si l'on a besoin d'un volume de gaz contenant exactement 100 centimètres cubes d'oxyde de carbone pur, on écrira la proportion : $\dfrac{x}{100} = \dfrac{85}{83}$; d'où $x = \dfrac{85 \times 100}{83} = 1,024 \times 100 = 102^{cc},4$. Le quotient $\dfrac{85}{83}$ égal à 1,024 est le coefficient de correction par lequel il faudra multiplier le volume d'oxyde de carbone que l'on veut employer ; dans l'exemple choisi, il faudra mesurer dans une cloche

$102^{cc},4$ pour avoir 100 centimètres cubes d'oxyde de carbone pur.

Art. 3. *Préparation d'un mélange titré d'oxyde de carbone et d'air.*

Veut-on composer 200 litres d'un mélange d'air et d'oxyde de carbone contenant $\frac{1}{250}$ de

gaz ou $\frac{200000}{250} = 800$ centimètres cubes

d'oxyde de carbone pur?

On insuffle à l'aide de la trompe de Sainte-Claire Deville ou de la trompe portative de Francis Gréhant (fig. 13) à travers un compteur à gaz, dans un grand sac de caoutchouc, $199^{lit},2$ d'air, puis, dans une cloche à robinet, on fait passer, à l'aide d'un demi-litre jaugé et d'une cloche graduée de 250 centimètres cubes, divisée en centimètres cubes, un volume de gaz égal à $800 \times 1,024 = 819^{cc},2$, contenant exactement 800 centimètres cubes d'oxyde de carbone pur; la cloche à robinet est unie au sac par un tube de caoutchouc muni d'un robinet à trois voies; on aspire de l'air du sac dans la cloche et on insuffle par immersion dans l'eau de la cuve le mélange gazeux.

Plusieurs mouvements de soulèvement et d'abaissement de la cloche sont utiles pour produire un mélange homogène que l'on obtient plus sûrement encore en agitant les parois du sac.

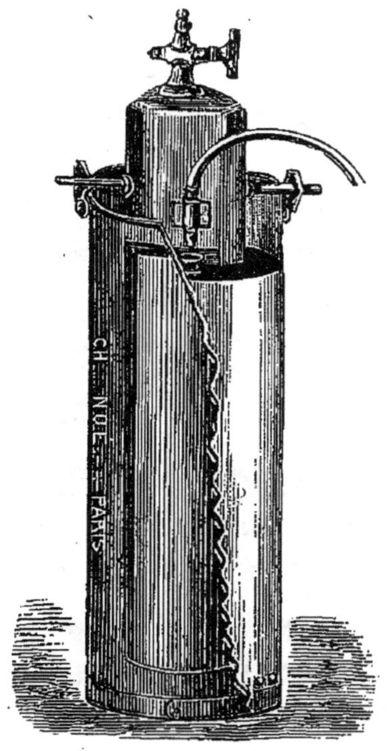

Fig. 13. — Trompe portative de Francis Gréhant.

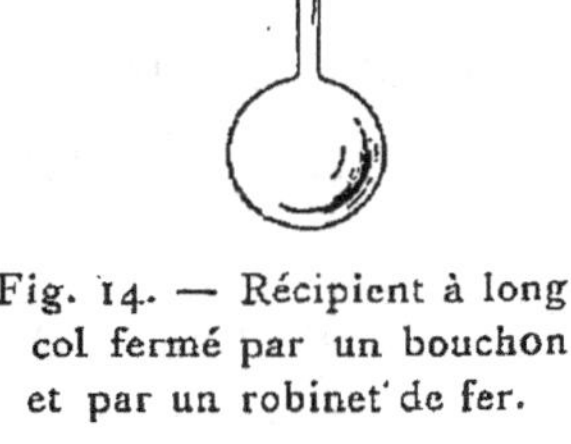

Fig. 14. — Récipient à long col fermé par un bouchon et par un robinet de fer.

Art. 4. *Capacité respiratoire du sang.*

J'ai donné, en étudiant l'acide carbonique (1), la description de la pompe à mercure et du ré-

(1) Voy. page 11.

cipient très simple que j'emploie pour l'extraction des gaz du sang.

J'ai trouvé avantageux dans certains cas de fermer le récipient à l'aide d'un robinet de fer ou de verre, comme le représente la figure 14; cet appareil sert aussi à déterminer le plus grand volume d'oxygène qui peut être absorbé par le sang.

On commence par faire le vide absolu en s'aidant d'une trompe de Golaz pour aller plus vite. On découvre chez un chien ou chez un lapin un vaisseau artériel, l'artère carotide par exemple, on fixe un ajutage de verre ou de métal dans l'artère et on aspire à l'aide d'une seringue un certain volume de sang, 30 centimètres cubes, par exemple; le sang est immédiatement injecté dans un flacon qui est bouché à l'émeri et que l'on fait agiter pendant quelques minutes, pour obtenir du sang défibriné; on fait barboter à travers le sang du gaz oxygène qui est déplacé d'un gazomètre par un écoulement d'eau, ou qui est fourni par un récipient à oxygène comprimé de l'usine de Passy.

Quand les bulles de gaz remplissent le flacon de mousse, on ferme le robinet du gazomètre, le sang est agité de nouveau pendant plusieurs minutes soit à la main, soit à la machine; il absorbe autant d'oxygène qu'il peut en contenir, mais il renferme en outre une foule de petites bulles d'oxygène retenues mécaniquement et dont il faut le débarrasser.

A cet effet, sur une cloche soutenue verticalement par un support, on place un entonnoir contenant un morceau de linge sur lequel on verse le sang, on forme un nouet que l'on comprime; le sang traverse le linge, mais la fibrine est complètement retenue par le tissu. Il y a encore dans le liquide beaucoup de petites bulles d'oxygène.

On ferme la cloche avec un bouchon de caoutchouc.

Puis, à l'aide d'une corde solidement fixée en 5 ou 6 points, on fait tourner la cloche en dehors du laboratoire en lui faisant décrire rapidement une circonférence de 2 mètres de rayon : cette manœuvre, toute semblable à celle qui sert dans la construction du thermomètre à alcool, déplace les petites bulles d'oxygène et les rapproche du centre de rotation.

On verse dans un verre à expérience le sang oxygéné; avec une pipette graduée portant deux traits qui limitent exactement 25 centimètres cubes, on aspire le sang et on le porte au-dessus de la pompe à mercure, l'extrémité de la pipette étant fixée dans le tube de caoutchouc qui surmonte le robinet de la pompe :

en tournant le robinet avec précaution, on introduit rigoureusement 25 centimètres cubes de sang dans le récipient; en faisant pénétrer un peu de mercure, on déplace le sang qui est resté dans les conduits.

On procède immédiatement à l'extraction des gaz que l'on recueille dans une longue cloche graduée d'une capacité de 5o centimètres cubes divisée en dixièmes; la partie inférieure de cette cloche est élargie, ce qui rend plus facile l'échappement du mercure déplacé par les gaz; pour faciliter l'extraction, le ballon récipient est maintenu dans un bain d'eau chauffé à 4o°; les manœuvres de la pompe sont répétées jusqu'à ce que le vide absolu soit obtenu de nouveau; les gaz recueillis sont analysés.

Voici un exemple de mesure que j'emprunte à l'une de mes nombreuses expériences :

Dans le récipient vide, on a introduit $48^{cc},4$ de sang qui avait été aspiré dans la veine cave inférieure à l'aide d'une longue sonde enfoncée par la veine jugulaire d'un chien; le sang a été défibriné dans un flacon et oxygéné. Les manœuvres de la pompe ont donné $26^{cc},2$ de gaz qui fut soumis à l'analyse : l'acide carbonique fut absorbé par la potasse, l'oxygène par l'acide pyrogallique et la potasse, l'azote resta non absorbé :

	$26^{cc},2$
Potasse.............................	11 ,1
Acide pyrogallique...............	0 ,7
Acide carbonique.................	15 ,1
Oxygène.............................	10 ,4
Azote....	0 ,7

Les gaz ont été mesurés à la température de 24 degrés et à la pression de 755 millimètres.

Il faut chercher ce que deviennent $10^{cc},4$ d'oxygène saturé de vapeur d'eau quand on les dessèche et quand on les ramène à $0°$ et à la pression de 760 millimètres. La formule employée pour faire cette correction est : $V_0 = V_t \dfrac{H - f}{(1 + \alpha t)\,760}$; H la pression atmosphérique égale 765 millimètres ; f la tension maxima de la vapeur d'eau à $24°$ égale $22^{mm},2$; $\alpha = 0,00366$ est le coefficient de dilatation cubique des gaz ; $t = 24°$.

En calculant le nombre égal à $\dfrac{H - f}{(1 + \alpha t)\,760,}$ on trouve $0,883$; c'est le coefficient de correction par lequel il faut multiplier les divers volumes gazeux obtenus par l'analyse.

On trouve ainsi que $48^{cc},4$ de sang ont absorbé $10,4 \times 0,883 = 9,2$ d'oxygène ; ce qui fait pour 100 centimètres cubes de sang 19 centimètres cubes d'oxygène pur et sec à $0°$ et à la pression de 760 millimètres ;

Ce nombre a reçu de Paul Bert la dénomination de *capacité respiratoire du sang.*

Les nombres que l'on obtient en opérant sur divers animaux de la même espèce sont variables : ainsi, chez le chien, j'ai trouvé des nombres aussi différents que $14^{cc},4$; $18^{cc},8$; $25^{cc},8$; $26^{cc},2$; $31^{cc},3$; ce qui démontre qu'il y a dans le sang une quantité d'hémoglobine qui varie d'un individu à un autre; il est évident que la mesure des capacités respiratoires fournit des nombres proportionnels aux quantités d'hémoglobine que renferment divers échantillons de sang.

ART. 5. *Pouvoir absorbant du sang pour l'oxyde de carbone.*

Les expériences célèbres de Claude Bernard ont montré que l'oxyde de carbone déplace l'oxygène contenu dans le sang volume à volume; de sorte que le sang oxygéné agité avec l'oxyde de carbone laisse dégager l'oxygène, qui est remplacé par un volume égal du gaz toxique entrant en combinaison avec l'hémoglobine. Il en résulte que, si le sang privé de gaz peut absorber de nouveau de l'oxygène, à plus forte raison il est capable d'absorber de l'oxyde de carbone.

J'ai donc pu essayer de faire absorber ce

dernier gaz par le sang privé d'oxygène contenu dans le récipient, afin de faire une détermination du pouvoir absorbant du sang pour l'oxyde de carbone. Il a suffi d'introduire un certain volume d'oxyde de carbone dans le récipient qui contient le sang dont on a déterminé le pouvoir absorbant pour l'oxygène.

La disposition suivante permet d'obtenir ce résultat : dans un tube de caoutchouc fixé au tube central qui surmonte le robinet de la pompe, on introduit un tube de verre à parois épaisses, à calibre presque capillaire : le tube de verre est maintenu vertical par une pince ; une cuvette mobile, formée d'un entonnoir de forme sphérique dont le col est fermé par un bouchon de caoutchouc percé d'un trou, peut glisser à frottement dur le long du tube de verre.

On commence par soulever la cuvette jusqu'à l'extrémité supérieure et on la remplit de mercure en même temps que le tube capillaire ; une cloche graduée, contenant 50 centimètres cubes d'oxyde de carbone dont la composition est connue, est portée au-dessus du tube capillaire immergé dans le mercure ; on fait descendre la cuvette mobile ; le tube pénètre dans la cloche et arrive jusqu'à la partie supérieure ; le robinet de la pompe est tourné en quatrième position, le gaz pénètre dans le récipient avec un certain volume de mercure qui déplace le gaz contenu dans les conduits et qui va servir à rendre l'agitation plus énergique.

En soulevant et en abaissant le récipient au moins trente fois, on agite vivement le sang avec l'oxyde de carbone ; on maintient et l'on presse avec les doigts le tube de caoutchouc épais qui unit le récipient avec le tube d'aspiration de la pompe, afin d'éviter les chocs du mercure sur le robinet. Le sang, qui était complètement réduit et qui présentait une couleur rouge foncé, devient d'un rouge vif par l'absorption de l'oxyde de carbone ; quand l'agitation a duré quelques minutes, on replace le récipient dans le bain d'eau à 40, les gaz sont extraits et l'on obtient la partie du gaz oxyde de carbone qui n'est pas retenue par le sang ; on arrive rapidement au vide absolu caractérisé par le choc sec du mercure contre le robinet.

L'analyse de 5o centimètres cubes du gaz oxyde de carbone employé a donné $47^{cc},9$ d'oxyde de carbone pur ; après avoir agité le sang avec 5o centimètres cubes d'un gaz contenant $47^{cc},9$ d'oxyde de carbone pur et $2,1$ d'azote, on a recueilli par les manœuvres de la pompe $3o^{cc},8$ de gaz qui a donné :

	$39^{cc},8$	
Potasse.................	$39,8$	o CO^2
Acide pyrogallique........	$39,8$	o Oxygène
Protochlorure de cuivre..	$2,1$	
Oxyde de carbone........	$37,7$	

Ainsi $47,9 - 37,7 = 10^{cc},2$ d'oxyde de carbone pur ont été absorbés par $48^{cc},4$ de sang d'abord complètement privé de gaz ; 100 centimètres cubes de sang auraient absorbé

$$y ; \frac{48,4}{10,2} = \frac{100}{y} ; y = \frac{100 \times 10,2}{48,4} = 21,1$$

oxyde de carbone. Le coefficient de correction qui permet d'obtenir le gaz sec à $0°$ et à la pression de 760 millimètres, était égal à $0,8826$ dans les conditions de l'analyse ; le volume $21,1$ multiplié par $0,8826$ donne $18^{cc},6$ d'oxyde de carbone.

Ainsi 100 centimètres cubes de sang avaient absorbé 19 centimètres cubes d'oxygène, ils ont absorbé $18^{cc},6$ d'oxyde de carbone, les deux nombres sont très voisins.

Cette expérience d'absorption de l'oxyde de carbone par le sang confirme les faits déjà si bien établis par Claude Bernard, dans les conditions de la pression ordinaire :

$1°$ L'oxyde de carbone donne avec les globules rouges, avec l'hémoglobine en particulier, une combinaison plus fixe que la combinaison donnée par l'oxygène, puisque l'action du vide à 40 degrés ne suffit pas à enlever l'oxyde de carbone comme elle enlève l'oxygène;

2° L'oxyde de carbone remplace l'oxygène volume à volume.

Toutefois l'expérience montre que si l'on maintient plusieurs heures le vide au-dessus du sang et si l'on élève la température du bain d'eau, on obtient le dégagement de l'oxyde de carbone combiné, mais ce phénomène de dissociation est lent, il ne se produit pas sensiblement dans les conditions que j'ai indiquées.

L'expérience précédente démontre en outre que dans un gaz raréfié contenant seulement $37^{cc},7$ d'oxyde de carbone, tandis que le volume du récipient diminué du volume du sang était $715^{cc},6$, c'est-à-dire à une pression de 4 centimètres de mercure d'oxyde de carbone, le sang absorbe aussi bien le gaz toxique que dans les conditions de la pression ordinaire, ce qui établit encore une différence entre l'oxyde de carbone et l'oxygène.

Art. 6. *Dégagement de l'oxyde de carbone combiné avec l'hémoglobine.*

Est-il possible de produire le dégagement de l'oxyde de carbone combiné avec la matière colorante du sang?

Après un grand nombre d'essais je suis parvenu à obtenir ce résultat :

Si on introduit par un entonnoir fixé au-dessus du robinet de la pompe à mercure une dissolution de sel marin dans l'acide acétique cristallisable, où simplement de l'acide acétique, en volume égal à peu près au volume du sang, et si on porte la température du bain d'eau de 40° à 100°, l'hémoglobine est transformée en hématine et l'oxyde de carbone devient libre; on le recueille après une demi-heure d'ébullition par quelques manœuvres de la pompe dans une cloche graduée; le gaz obtenu est mélangé d'une petite quantité d'acide carbonique que l'on absorbe par la potasse, d'un petit volume d'oxygène qui est absorbé par l'acide pyrogallique sur le mercure; on porte ensuite la cloche sur l'eau pour faire couler le mercure et la solution brune de pyrogallate de potasse, et on absorbe l'oxyde de carbone au moyen d'un tube rempli d'une solution de protochlorure de cuivre dans l'acide chlorhydrique et d'une vive agitation; on retrouve ainsi un volume d'oxyde de carbone égal à peu près à celui qui a été absorbé par le sang.

Jusqu'ici dans aucun cas le sang normal non oxycarboné, traité de cette manière par l'acide acétique et le sel marin et chauffé à 100°, ne m'a donné la moindre trace d'oxyde de carbone.

Art. 7. *Applications.*

La mesure des plus grands volumes d'oxygène et d'oxyde de carbone que le sang peut absorber ou des *capacités respiratoires,* conduit à de nombreuses applications :

Elle permet d'établir une série de recherches comparatives sur le sang de l'homme et sur celui de différents animaux, c'est une donnée numérique importante; il est d'autant plus facile de faire ces recherches, que le sang conservé pendant vingt-quatre heures ou quarante-huit heures à la température de 15°, ou pendant un temps beaucoup plus long, comme l'a reconnu M. Jolyet, possède encore la même capacité respiratoire.

M. Brouardel, doyen de la Faculté de médecine, a employé ce procédé de mesure dans des recherches intéressantes de physiologie pathologique.

Mais il y a une autre application, sur laquelle je dois beaucoup insister ici, car elle est la base de mes recherches sur l'absorption et sur l'élimination de l'oxyde de carbone, c'est la mesure de la quantité exacte d'oxyde de carbone qui est fixée par le sang chez un

animal complètement ou partiellement intoxiqué.

Avant de soumettre un animal, un chien par
exemple, à l'empoisonnement par l'oxyde de
carbone, on prend dans un vaisseau artériel
ou veineux un premier échantillon de sang qui
sert à mesurer la capacité respiratoire normale.

On fait respirer à l'animal un mélange d'air
ou d'oxygène et d'oxyde de carbone; si la
quantité du gaz toxique a été suffisante, l'animal meurt.

On ouvre rapidement l'abdomen, on découvre la veine cave inférieure qui est percée
avec un trocart; on recueille dans un flacon du
sang rouge vif, qui est agité et défibriné; on
mesure la capacité respiratoire d'un échantillon de sang intoxiqué.

Le nombre trouvé est beaucoup plus petit
que le premier nombre; la différence fait connaître exactement le volume d'oxyde de carbone qui s'est fixé sur l'hémoglobine du sang.

Si l'intoxication de l'animal a été partielle,
on prendra à la fin de l'empoisonnement un
second échantillon de sang dans le vaisseau
qui a fourni le sang normal, et la différence
entre les deux capacités respiratoires fera connaître encore le volume d'oxyde de carbone
qui s'est fixé sur le sang.

Voici un exemple de ces mesures que j'ai répétées souvent :

On découvre chez un chien l'artère fémorale qui fournit du sang normal. Par une muselière de caoutchouc, on fait respirer à l'animal, qui pèse 12 kilogr. 45, 495 centimètres cubes d'oxyde de carbone contenant 73 centimètres cubes d'air ; ce mélange très toxique détermine l'arrêt des mouvements respiratoires au bout de quatre minutes, de rares battements du cœur se produisent encore pendant quelques instants.

On ouvre l'abdomen, la veine cave fournit une grande quantité de sang d'une couleur rouge très vif.

Les deux échantillons de sang sont défibrinés, agités avec du gaz oxygène ; les plus grands volumes d'oxygène sont mesurés :

100^{cc} de sang normal ont absorbé. $20^{cc},9$ d'oxygène.
100^{cc} — intoxiqué — $4 ,75$ —
Différence... $16^{cc},15$ —

Ainsi 100 centimètres cubes de sang intoxiqué contenaient $16^{cc},15$ d'oxyde de carbone qui ont remplacé l'oxygène.

Jamais je n'ai pu jusqu'ici, chez les mammifères, faire descendre davantage le volume d'oxygène qui était absorbé par le sang. Ainsi

GRÉHANT.

une petite partie de l'hémoglobine échappe à l'action du gaz toxique et reste capable d'absorber de l'oxygène; mais ce gaz est alors en quantité insuffisante dans le sang pour entretenir la vie.

Ces expériences d'absorption vont nous fournir de nombreuses applications et des résultats qui intéressent au plus haut point l'hygiéniste et le médecin légiste.

CHAPITRE II

En ajoutant à l'air des proportions déterminées d'oxyde de carbone, j'ai composé une
série de mélanges que j'ai fait respirer à des
animaux, de telle sorte que le mélange gazeux
qui pénétrait dans les poumons par l'inspiration avait une composition constante, puis
était rejeté par l'expiration dans l'air extérieur ;
la différence des volumes d'oxygène absorbés
par deux échantillons de sang, l'un pris avant,
l'autre pris après l'inhalation, était égale au
volume d'oxyde de carbone fixé par le sang :
j'ai pu mesurer ainsi le rapport qui existe
entre le volume du gaz toxique fixé par 100 centimètres cubes de sang et celui de ce gaz contenu dans 100 centimètres cubes du mélange
indéfini qui avait circulé à travers les poumons
de l'animal.

ARTICLE Ier. *Absorption de l'oxyde de carbone.*

Mélange à 1 p. 100. — J'ai composé dans un grand sac de caoutchouc un mélange d'air et d'oxyde de carbone contenant 1 p. 100 de ce gaz ; pour cela j'ai analysé d'abord le gaz préparé par le sel d'oseille et l'acide sulfurique, et j'ai trouvé que 100 centimètres cubes contenaient $90^{cc},7$ d'oxyde de carbone pur ; pour trouver le volume x qui contiendrait 2000 centimètres cubes d'oxyde de carbone pur, j'ai écrit la proportion : $\dfrac{100}{90,7} = \dfrac{x}{2000}$; d'où $x = 2$ l. 205. On a fait passer dans une cloche graduée pleine d'eau munie d'un robinet 2 l. 205 d'oxyde de carbone, puis de l'air pour faire 10 litres, et par immersion dans l'eau on a fait pénétrer ce gaz dans un sac de caoutchouc qui avait reçu d'abord 190 litres d'air mesurés avec un compteur à gaz. On avait ainsi préparé un volume égal à 200 litres d'air contenant 1 p. 100 d'oxyde de carbone pur.

Chez un chien du poids de 14 kilogr. 5, on a pris 50 centimètres cubes de sang dans l'artère carotide : le sang a été défibriné dans un flacon.

On a fixé sur la tête de l'animal une muselière de caoutchouc, unie à deux soupapes à eau, disposées convenablement pour que l'animal fît les inspirations dans le sac et les expirations dans l'air;

Au bout de 22 minutes, l'animal mourut; avec un trocart on piqua la veine cave inférieure pour obtenir du sang qui fut défibriné dans un flacon.

100^{cc} de sang normal ont absorbé. $22^{cc},1$ ⎱ d'oxygène sec
100^{cc} —   intoxiqué   — $11\ ,4$ ⎰ à o et à 760^{mm}

Différence... $10^{cc},7$

Ainsi le chien est mort dans une atmosphère à 1 p. 100 d'oxyde de carbone bien avant que le sang ait été saturé de ce gaz, car 100 centimètres cubes de sang pouvaient encore absorber 11,4 d'oxygène.

Puisque 100 centimètres cubes de sang avaient fixé $10^{cc},7$ d'oxyde de carbone, tandis que 100 centimètres cubes du mélange gazeux qui avait circulé dans les poumons contenaient 1 centimètre cube du même gaz, nous voyons que le sang, dans les conditions de cette expérience, avait fixé à peu près 11 fois plus d'oxyde de carbone que l'air, à volume égal, n'en contenait.

Mélange à 1 p. 185. — En respirant un mélange d'air et d'oxyde de carbone à 0,54 p. 100

ou à 1 p. 185 contenant exactement autant de gaz toxique que l'air confiné dans lequel avait brûlé du charbon et qui a été analysé par Félix Leblanc, un chien mourut au bout de cinquante-deux minutes ;

100 centimètres cubes de sang normal ont absorbé $21^{cc},8$ d'oxygène ; 100 centimètres cubes de sang intoxiqué purent absorber seulement $6^{cc},8$ d'oxygène et contenaient, par suite, 15 centimètres cubes d'oxyde de carbone. L'air qui a circulé dans les poumons renfermait 0,54 p. 100 d'oxyde de carbone : le rapport de 16 à 0,54 est égal à 27,7 ;

On peut donc dire que 100 centimètres cubes de sang avaient fixé à peu près 28 fois plus d'oxyde de carbone que le volume de ce gaz qui était contenu dans 100 centimètres cubes d'air.

Mélange à 1 p. 500. — Dans une atmosphère contenant 1 p. 500 d'oxyde de carbone, on fit respirer un chien du poids de 9 kilogr. 4 pendant une demi-heure ;

100 centimètres cubes de sang normal ont absorbé $24^{cc},2$ d'oxygène, et 100 centimètres cubes de sang intoxiqué ont absorbé $14^{cc},2$ d'oxygène ;

La différence égale à 10 centimètres cubes représente le volume d'oxyde de carbone qui avait été fixé par 100 centimètres cubes de sang ; or, 100 centimètres cubes d'air renfermaient seulement $0^{cc},2$ d'oxyde de carbone ;

Le rapport de 10 à 0,2 est égal à 50 : il y avait donc cinquante fois plus d'oxyde de carbone dans 100 centimètres cubes de sang que dans 100 centimètres cubes d'air introduits dans les poumons.

Mélange à 1 p. 1000. — Le lendemain, le même animal fut astreint à respirer un mélange renfermant 1 p. 1000 d'oxyde de carbone pendant une heure et dix minutes ;

100 centimètres cubes de sang partiellement intoxiqué avaient une capacité respiratoire de $15^{cc},4$ et 100 centimètres cubes de sang normal une capacité de $25^c,5$;

La différence égale à $10^{cc},1$ représentait le volume d'oxyde de carbone qui avait été absorbé par 100 centimètres cubes de sang ; mais 100 centimètres cubes d'air ne contenaient que $0^{cc},1$ de gaz toxique ;

Donc le sang, à volume égal, avait fixé 100 fois plus d'oxyde de carbone que l'air n'en contenait ;

Le rapport que nous mesurons va donc en augmentant.

Mélange à 1 p. 2000. — J'ai composé un mélange renfermant 1 p. 2000 d'oxyde de carbone que j'ai fait respirer à un chien pesant 18 kilogr. 9 pendant trois quarts d'heure;

100 centimètres cubes de sang normal ont absorbé 21^{cc},8 d'oxygène, tandis que 100 centimètres cubes de sang partiellement intoxiqué ont absorbé 17^{cc},1 d'oxygène;

La différence égale à 4^{cc},7 représente le volume d'oxyde de carbone fixé, et le rapport que nous cherchons devient égal à 94; dans les conditions énoncées, le sang a fixé 94 fois plus d'oxyde de carbone que l'air n'en contenait.

Mélange à 1 p. 4000. — J'ai fait respirer pendant une heure un mélange contenant 1 p. 4000 d'oxyde de carbone.

Les capacités respiratoires des deux échantillons de sang ont été 21,1 et 19,9; la différence 1^{cc},2 représente le volume d'oxyde de carbone que 100 centimètres cubes de sang ont absorbé, tandis que 100 centimètres cubes d'air contenaient seulement 0^{cc},025 de ce gaz.

Le rapport de ces volumes est égal à 48.

Mélange à 1 p. 5000. — Enfin, j'ai ajouté à 200 litres d'air 40 centimètres cubes d'oxyde de carbone pur dans un grand sac de caoutchouc, mélange à 1 p. 5000, que j'ai fait respirer à un chien de petite taille du poids de 5 kilogr. 300.

J'ai pris d'abord dans l'artère carotide un

premier échantillon de sang; par la muselière et à l'aide de l'appareil à deux soupapes hydrauliques, l'animal a vidé le ballon en 44 minutes.

100 centimètres cubes du premier échantillon de sang ont absorbé 25 centimètres cubes d'oxygène, tandis que 100 centimètres cubes du second échantillon ont absorbé 21,6 ou $3^{cc},4$ d'oxygène en moins; ils avaient fixé par conséquent $3^{cc},4$ d'oxyde de carbone.

En ajoutant au sang partiellement intoxiqué de l'acide acétique à 8°, on a pu obtenir $1^{cc},9$ d'oxyde de carbone dégagé, ce qui a confirmé le premier résultat.

Ainsi dans une atmosphère contenant seulement 1 p. 5000 d'oxyde de carbone, ce gaz est encore absorbé d'une manière notable, et je n'ai pas encore atteint une limite telle que le sang cesserait absolument d'absorber l'oxyde de carbone.

ART. II. — *Mesure de la dose toxique de l'oxyde de carbone chez divers animaux.*

§ 1er. *Expériences faites sur des moineaux. — Mélange à 1 p. 1000. —* 9 novembre 1880. On place un moineau dans un bocal de verre dans le fond duquel on fait arriver un tube qui communique avec un sac de caoutchouc rempli d'un mélange d'air et d'oxyde de carbone à 1 p. 1000 ; entre ce tube et le sac que l'on comprime on a disposé un petit flacon barboteur à eau et on fait arriver rapidement le mélange dans le bocal.

Au bout de deux heures, l'oiseau ne présente aucun phénomène, on cesse l'expérience.

Mélange à 1 p. 500. — A 4 h. 1 m., début de l'expérience ; 4 h. 10 m., le moineau ouvre le bec ; 4 h. 55 m., les paupières sont fermées ; dyspnée ; 5 h. 35 m., respire très lentement ; 5 h. 42 m., arrêt des mouvements respiratoires.

On ouvre le thorax, le cœur bat encore, les muscles et le sang sont d'un rouge vif ; l'arrêt de la respiration a eu lieu au bout de 1 h. 41 m.

A l'examen spectroscopique, par l'action du sulfhydrate d'ammoniaque, les deux bandes ne disparaissent pas complètement, mais il y a une réduction manifeste ; une certaine quantité d'hémoglobine avait échappé à l'action du gaz toxique.

Mélange à 1 p. 400. — A 3 heures, début de l'expérience ; à 3 h. 17 m., dyspnée ; l'oiseau est couché et ne peut se relever ; 3 h. 30 m., il s'agite, reste couché, les paupières se ferment ; 3 h. 43 m., dyspnée ; 4 h. 10 m., mort au bout de 1 h. 10 m.

Mélange à 1 p. 500. — Au bout de 2 h. 47 m., un moineau n'est pas mort.

Mélange à 1 p. 450. — Le même moineau qui a résisté au mélange à 1 p. 500 est soumis à un mélange à 1 p. 450 et meurt au bout de 2 h. 2 m.

La dose toxique chez un moineau paraît donc comprise entre 1 p. 450 et 1 p. 400.

§ 2. *Expériences faites sur des chiens.* — *Mélange à 1 p. 400.* — On applique sur la tête d'un chien une muselière de caoutchouc qui communique avec deux soupapes à eau ; la soupape d'inspiration est unie au grand sac de caoutchouc contenant 200 litres de mélange.

4 h. 19 m., début de l'expérience ; 4 h. 40 m., agitation, cris ; 5 h. 16 m., au bout de 56 minutes, le sac étant vide, on détache l'animal qui reste couché et qui ne peut pas se relever.

Quelques gouttes de sang prises par une petite incision de l'oreille sont mélangées avec de l'eau et soumises à l'examen spectroscopique ; les deux bandes de l'hémoglobine persistent malgré l'emploi du sulfhydrate d'ammoniaque ; la réduction est à peine visible, le sang était fortement oxycarboné.

Mélange à 1 p. 300. — A 1 h. 34 m., début de l'expérience; 1 h. 41 m., agitation et cris; 2 h. 19 m., fin.

En 45 minutes, le sac qui contenait 200 litres a été vidé; l'animal détaché reste couché et ne peut se relever qu'au bout de quelques minutes.

Mélange à 1 p. 300. — Le même animal commence à respirer le mélange à 3 h. 10 m.; à 3 h. 35, il crie et s'agite; 4 h. 2 m., au bout de 50 minutes, la respiration s'arrête, l'animal meurt sans la moindre agitation.

Il avait fait circuler dans ses poumons 146 litres de gaz; la capacité respiratoire du sang a été trouvée égale à 6,8, ce qui indiquait une grande quantité d'oxyde de carbone fixé par le sang.

Mélange à 1 p. 350. — Chien de la même portée; 2 h. 50 m., début de l'expérience; 3 h. 16 m., vive agitation; 3 h. 48 m., au bout de 58 minutes, le sac est vidé, l'animal est très abattu et reste couché sur le flanc.

Mélange à 1 p. 300. — Le même animal a vidé le sac en 59 minutes en présentant les mêmes phénomènes.

Mélange à 1 p. 275. — 4 h. 27 m., début de l'expérienee; 3 h. 46 m., légère agitation; 5 h. 5 m., agitation et cris; 5 h. 10 m., extension des pattes; 5 h. 16 m., au bout de 49 minutes, l'animal ne meurt pas.

Détaché, il reste couché sur le flanc; 6 minutes après, il commence à relever la tête.

Mélange à 1 p. 250. — 3 h. 20 m., début; 3 h. 25 m., agitation; 3 h. 39 m., agitation et cris; 4 h. 4 m., ralentissement de la respiration; 4 h. 6 m., arrêt des mouvements respiratoires. La mort est survenue au bout de 46 minutes; la capacité respiratoire du sang était fort petite; elle était égale à 5,6.

J'ai toujours eu le soin de laisser entre chaque expérience un ou deux jours d'intervalle.

On voit donc que, chez le chien, il y a certaines différences individuelles; la dose toxique a été chez un animal 1 p. 300, chez un autre 1 p. 250.

Il est certain qu'il existe aussi chez l'homme des différences individuelles; deux personnes ont-elles respiré le même mélange toxique, la vapeur du charbon, par exemple, il arrive souvent que l'une meurt, tandis que l'autre est seulement malade et revient à la santé.

§ 3. *Expériences faites sur des lapins.* — Un mélange contenant 1 p. 400 de CO est-il toxique?

4 h. 16 m., on fixe sur la tête d'un lapin une muselière de caoutchouc réunie à deux soupapes de Müller, en ayant soin d'immerger les tubes dans l'eau à une faible profondeur, à 1 centimètre environ.

A 5 h. 31 m., après 1 h. 15 m., on arrête l'expérience; l'animal détaché paraît à l'état normal.

Mélange à 1 p. 200. — Même lapin; 2 h. 21 m., début.

3 h. 35 m., prise de quelques gouttes de sang par une section faite à l'oreille trempée dans l'eau.

Examen au spectroscope : on voit que les deux bandes sont affaiblies par le sulfhydrate d'ammoniaque, mais qu'elles persistent manifestement.

3 h. 42 m., au bout de 1 h. 21 m., l'animal détaché paraît à l'état normal.

Le même lapin a respiré un mélange à 1 p. 100, le lendemain un mélange à 1 p. 90 pendant 45 minutes, et n'a présenté qu'un peu d'agitation; détaché, il s'est mis à marcher aussitôt.

Mélange à 1 p. 80. — 3 h. 57 m., début; 4 h., agitation et cris; 4 h. 37 m., au bout de 40 minutes, l'animal détaché conserve la tête droite.

Mélange à 1 p. 70. — 4 h. 40 m., début;

4 h. 43 m., vive agitation; respiration très accélérée; à 4 h. 46 m., on compte 140 expirations par minute.

5 h. 19 m., l'animal a fait circuler 50 litres dans ses poumons.

Au bout de 40 miuutes, il est détaché, se tient couché sur le flanc sans pouvoir se relever.

10 minutes après le lapin se relève et commence à se mouvoir.

Mélange à 1 p. 60. — Même lapin; début à 2 h. 54 m.; 2 h. 56 m., grande agitation; 3 h. 5 à 3 h. 6 m., 120 respirations par minute; 3 h. 8 m., agitation; 3 h. 10 m., ralentissement des mouvements respiratoires; de 3 h. 12 à 3 h. 13 m., 40 inspirations; 3 h. 15 m., la tête penche d'un côté; 3 h. 18 m., l'animal crie; 3 h. 21 m., dernière inspiration, au bout de 27 minutes; le cœur bat encore; de 3 h. 25 à 3 h. 26 m., derniers battements du cœur.

On prend dans la veine cave inférieure avec un trocart du sang qui est défibriné dans un flacon et agité avec du gaz oxygène; la capacité respiratoire était seulement 9,7.

J'ai souvent trouvé que la capacité respiratoire du sang normal chez le lapin est égale à 18; le sang était donc à peu près à moitié oxycarboné.

Mélange à 1 p. 70. — On a fait respirer à un lapin ce mélange qui n'avait pas tué l'animal précédent : 2 h. 9 m., début; 2 h. 25 m., agitation; 2 h. 35 m., la tête tombe de côté, les mouvements respiratoires se ralentissent; 2 h. 47 m., arrêt des respirations, le cœur bat encore, il s'arrête à 2 h. 50 m.; ainsi le lapin est mort en 38 minutes, et il avait fait circuler dans ses poumons 40 litres du mélange toxique.

La dose toxique chez cet animal paraît donc comprise entre 1 p. 60 et 1 p. 70.

§ 4. *Expérience des trois animaux.* — Pour mettre bien en évidence les différences que présentent les animaux quand on les soumet à l'action de l'oxyde de carbone, je fais dans les cours l'expérience suivante :

On injecte dans un grand sac de caoutchouc à l'aide du compteur à gaz 198 litres d'air et 2 litres d'oxyde de carbone pur, mélange à 1 pour 100.

A 3 h. 8 m., on fait passer le gaz à travers un flacon qui renferme un moineau; à 3 h. 12 m., l'oiseau est mort.

A 3 h. 9 m., un lapin commence à respirer le mélange.

A 3 h. 10 m., on commence à faire respirer le même mélange par un chien.

12 minutes après, à 3 h. 22 m., les mouvements respiratoires du chien s'arrêtent; à 3 h. 25 m., on constate l'arrêt du cœur.

Le lapin ne présente aucun phénomène; à 3 h 29 m., 20 minutes après le début de l'expérience, on le détache; il paraît à l'état normal.

Les expériences comparatives que je viens de résumer démontrent des différences profondes dans l'action du même réactif physiologique sur les animaux que j'ai choisis, chien, lapin, moineau, qui sont tués par des doses aussi variables que 1 p. 400, 1 p. 250, 1 p. 60.

§ 5. *Observations de paralysies consécutives à l'empoisonnement.* — M. le Dr Hippolyte Bourdon, membre de l'Académie de médecine, qui a réuni (1) un grand nombre de cas de paralysies consécutives à l'empoisonnement par la vapeur de charbon, a montré que c'étaient, en général, des paralysies du mouvement, paralysies rebelles, toujours locales, et frappant souvent les membres supérieurs.

L'âge des sujets, qui en général étaient jeunes, éloigne toute idée de coïncidence d'une hémorrhagie cérébrale.

Claude Bernard rapporte une de ces obser-

(1) Hipp. Bourdon, *Des paralysies consécutives à l'intoxication par l'oxyde de carbone.* Thèse, Paris, 1843.

vations qui empruntait, pour lui, un intérêt particulier en ce qu'elle vient à l'appui des idées qu'il exposait, touchant les variations de la résistance qu'oppose l'organisme affaibli aux effets délétères d'un milieu irrespirable ou toxique.

Deux jeunes personnes se trouvaient dans une chambre chauffée par un fourneau alimenté avec du coke. L'une d'elles fut prise d'asphyxie et tomba sans connaissance. L'autre, alors atteinte d'une fièvre typhoïde et alitée, avait résisté assez pour pouvoir demander du secours.

« Cette résistance aux actions toxiques, ajoute Claude Bernard (1), se manifeste chez les animaux, quand on les rend malades; nous avons ici la preuve du même phénomène chez l'homme. Quant à celle qui, bien portante, avait subi les effets d'un commencement d'empoisonnement, elle eut une paralysie du bras gauche, qui au bout de six mois n'était pas encore complètement guérie.

« Lorsque nous avons voulu produire ces accidents consécutifs chez les animaux, nous n'avons pas pu y parvenir. On remarquait bien d'abord de l'insensibilité, des vertiges, une

(1) Claude Bernard, *Leçons sur les effets des substances toxiques*. Paris, 1857, p. 197.

démarche vacillante, de la faiblesse musculaire ; mais tous ces symptômes étaient passagers, et nous n'avons obtenu aucun effet persistant. »

Et depuis Claude Bernard, aucun expérimentateur n'a pu jusqu'ici arriver à obtenir chez les animaux les accidents paralytiques si fréquents chez l'homme.

C'est là un fait très curieux.

CHAPITRE III

ÉLIMINATION DE L'OXYDE DE CARBONE.

Aticle 1ᵉʳ. *Historique.*

J'arrive à une question difficile et qui a donné lieu à de nombreux travaux : sous quelle forme l'oxyde de carbone est-il éliminé après un empoisonnement partiel?

« M. Chenot, dit Claude Bernard (1), est le premier qui nous ait donné une théorie de l'action de l'oxyde de carbone; il avait supposé que, si l'oxyde de carbonne était nuisible, c'était uniquement parce que, une fois introduit dans le sang, il se combinait à l'oxygène de l'air inspiré pour se transformer en acide carbonique avec dégagement excessif de chaleur. Ensuite est venue ma théorie, dans laquelle j'admettais que l'oxyde de carbone forme avec le globule sanguin une combinaison très stable

(1) Claude Bernard, *Leçons sur les anesthésiques et sur l'asphyxie.* Paris, 1875, p. 458.

et telle qu'elle tue, minéralise en quelque sorte le globule du sang qui, dès lors, doit mourir ou être éliminé de l'économie.

« Mais un physiologiste russe, M. Pokrowsky, a repris l'idée, sinon la théorie de M. Chenot. Après avoir constaté que des animaux asphyxiés par l'oxyde de carbone pouvaient souvent être ramenés à la vie, si l'on pratiquait à temps sur eux la respiration artificielle, ce physiologiste a admis que l'oxyde de carbone introduit dans l'organisme se change lentement en acide carbonique, et que c'est sous cette forme qu'il est éliminé. Il appuie du reste cette opinion sur des expériences dans lesquelles il dit avoir constaté une plus grande quantité d'acide carbonique dans l'air exhalé par les poumons, à mesure que l'oxyde de carbone s'éliminait du sang de l'animal.

« Mais, sans mettre complètement en doute la rigueur de ces expériences, elles ne sont cependant pas absolument concluantes, et l'auteur en convient lui-même, à cause de la difficulté presque insurmontable d'éviter toutes les causes d'erreurs multiples qui peuvent faire varier l'exhalation de l'acide carbonique.

« Mais, en dehors de toutes les théories, il reste un fait bien évident que nous avons pour la première fois constaté avec le spectroscope, c'est que l'oxyde de carbone, une fois entré dans l'économie, peut en sortir, disparaître ou s'éliminer assez rapidement.

« Mais la question théorique qui subsiste toujours est celle de savoir sous quelle forme se fait cette disparition ou cette élimination. Est-ce à l'état d'acide formique ou de formiate? Est-ce en nature sous forme d'oxyde de carbone? Est-ce enfin sous forme d'acide carbonique?

« On n'a jamais pu constater la formation d'aucune trace d'acide formique pendant cette élimination ou cette disparition d'oxyde de carbone : il faut donc écarter de suite cette première hypothèse.

« Quant à l'élimination de l'oxyde de carbone, M. Gréhant est arrivé à une opinion différente de celle qu'avaient donnée MM. Chenot et Pokrowsky.

« A l'aide d'un appareil spécial il analyse le gaz de l'expiration d'un animal qui a absorbé de l'oxyde de carbone. Ce gaz passe d'abord sur de la pierre ponce imbibée de potasse, qui lui enlève entièrement son acide carbonique, ainsi que le montre un tube témoin à eau de baryte. Le gaz de l'expiration passe ensuite dans un tube de verre rempli d'oxyde de cuivre et chauffé au rouge sur la grille à analyse; en arrivant ensuite dans un barboteur à eau de baryte placé à la suite du tube à oxyde de cuivre, le gaz produit un précipité abondant de carbonate de baryte. M. Gréhant considère l'acide carbonique ainsi obtenu comme le produit de l'oxydation complète de l'oxyde de carbone que le gaz expiré avait contenu.

« Mais, parmi les produits de la respiration, il est tant de matières organiques dont la combustion peut produire de l'acide carbonique, que dans ces expériences on doit toujours conclure avec beaucoup de réserve. »

J'ai tenu à reproduire ici cette longue citation de Claude Bernard, qui conclut un peu plus loin que le problème de l'élimination de l'oxyde de carbone reste toujours sans solution.

Depuis la mort prématurée de ce grand physiologiste, un travail important de M. le D\ Kreis, fait dans le laboratoire de physiologie de M. le professeur Hermann, à Zurich, fut publié en 1881 (1).

C'est à tort que M. Kreis attribue à Claude Bernard l'opinion que l'oxyde de carbone est éliminé en nature.

J'avoue franchement que, malgré tous mes efforts, je n'ai pas pu convaincre mon illustre

(1) Kreis, *Pflüger's Archiv*, 1881.

maître du fait de l'élimination en nature que j'ai découvert; je suis persuadé que, s'il vivait encore, il admettrait les nouvelles preuves expérimentales que j'ai données et que le travail de M. Kreis m'a fait rechercher; en physiologie, la vérité est souvent voilée et il faut faire de grands efforts pour la découvrir.

M. Kreis a cherché dans quelles limites un mélange de sang oxycarboné et de sang oxygéné peut être reconnu au spectroscope.

Du sang défibriné fut agité avec de l'oxyde de carbone, jusqu'à complète saturation, et étendu d'eau distillée dans le rapport de 1 à 40; le même mélange avec l'eau fut effectué avec du sang oxygéné, et ensuite les deux échantillons de sang furent mélangés dans des rapports que l'on a fait varier, et on reconnut que la limite de démonstration de l'oxyde de carbone dans le sang au moyen de l'appareil spectral se trouve dans un mélange qui contient de 47 à 48 p. 100 de sang oxycarboné; la quantité de ce sang est-elle moindre, on voit la bande large de l'hémoglobine privée d'oxygène qui coïncide avec les deux bandes de l'hémoglobine oxycarbonée et laisse difficilement reconnaître celles-ci.

La recherche de l'air expiré était faite de la manière suivante :

L'air soumis à la recherehe était d'abord conduit à travers deux appareils à potasse pour enlever tout l'acide carbonique; ensuite il traversait un tube à baryte claire pour contrôler l'absorption de l'acide carbonique, et il était conduit ensuite à travers un tube à combustion long de 1 mètre, qui était rempli avec de l'amiante chauffée au rouge pendant toute l'expérience.

Après ce tube à combustion venaient encore deux tubes clairs à baryte à travers lesquels devait passer l'air sortant du tube à combustion. S'il existait de l'oxyde de carbone dans l'air soumis à la recherche, celui-ci se transformait, aux dépens de l'oxygène de l'air mélangé avec lui dans le tube à combustion, en acide carbonique qui troublait l'eau de baryte.

Je dois faire remarquer que cet appareil rappelle tout à fait celui dont je me suis servi dès l'année 1873, et j'ajouterai que mon appareil présente plusieurs avantages sur celui de M. Kreis :

1° Le tube à combustion contient de l'oxyde de cuivre qui transforme à une température moins élevée l'oxyde de carbone en acide carbonique;

2° Tout l'appareil est pourvu de fermetures hydrauliques qui s'opposent absolument à l'entrée de l'air extérieur;

3° Le précipité de carbonate de baryte est décomposé dans le vide par un acide (l'acide chlorhydrique pur étendu et bouilli), et on recueille à l'aide de la pompe à mercure un volume d'acide carbonique égal à celui de l'oxyde de carbone qui a été brûlé.

Ce dernier procédé me paraît plus exact que celui dont s'est servi M. Kreis, qui consiste dans l'emploi de liqueurs titrées servant à doser la baryte qui ne s'est point combinée avec l'acide carbonique.

M. Kreis pense que dans l'empoisonnement partiel des animaux par les poumons, il reste pendant fort longtemps des traces d'oxyde de carbone dans les poumons, et il attribue l'oxyde de carbone que j'ai trouvé dans l'air expiré à cette origine.

Je répondrai à cette objection par une expérience directe.

Parmi les nombreuses expériences qui ont été faites par M. Kreis, je dois citer surtout celles qui sont relatives à l'injection de sang oxycarboné dans les vaisseaux d'un animal et dans lesquelles l'auteur a recherché l'oxyde de carbone dans l'air expiré; voici un tableau qui donne les résultats de trois expériences faites sur le lapin :

Expériences.	Poids de l'animal en gr.	Quantité de sang.	Sang oxycarboné injecté.	CO contenu.	CO expiré.	En centièmes.	En nombre rond.
1	1430	77	34^{cc}	6,3	1,2	20	1/5
2	1700	91	35	6,3	1,5	24	1/4
3	1680	90	30	5,4	1,1	20	1/5

Il n'y aurait donc dans l'air expiré que 1/4 ou 1/5 de l'oxyde de carbone qui a été introduit dans le sang, et cette faible fraction d'oxyde de earbone s'expliquerait par la tension que posséderait le sang oxycarboné.

Comme conclusion de toutes ses recherches, M. Kreis affirme que mes données ne sont pas valables, mais que dans l'empoisonnement par l'oxyde de carbone une très petite quantité seulement de ce gaz est expirée en nature, tandis que la majeure partie est détruite et transformée en acide carbonique.

Art. 2. *Recherche chimique de l'oxyde de carbone.*

Je dois maintenant exposer les recherches personnelles qui m'ont conduit à des résultats tout à fait différents.

§ 1er *Description de l'appareil.* — Le tube à combustion est si employé dans l'analyse organique que je ne devrais pas décrire l'appareil dont je me sers si je n'avais employé plusieurs dispositions qui m'ont paru nécessaires pour donner à la recherche une exactitude aussi grande que possible, et pour mettre à l'abri de toute cause d'erreur.

Si en quelques points de l'appareil l'air extérieur pouvait entrer, l'acide carbonique de l'air du laboratoire, qui se trouve en proportion assez grande à cause de la combustion du gaz dans la grille à analyse (fig. 15), troublerait l'eau de baryte et rendrait l'expérience complètement inexacte. Il fallait en outre faire passer très lentement à travers le tube à combustion un volume de gaz s'élevant à 50 ou 60 litres, dont le passage pouvait exiger quatre jours et quatre nuits; il était donc nécessaire de produire une aspiration très lente et tout à fait constante. J'ai reconnu que, pour un dosage exact, le passage des gaz à travers le tube à combustion doit être d'autant plus lent que la proportion d'oxyde de carbone contenue dans le mélange est plus petite; or nous verrons que cette proportion est souvent inférieure à 1 p. 6000.

L'appareil se divise en quatre parties :

1° Le sac de caoutchouc qui contient le gaz qu'il s'agit d'analyser ;

2° Les flacons de Durand contenant de la potasse destinée à l'absorption de l'acide carbonique ;

3° Un tube témoin à eau de baryte ;

4° Le tube à combustion ;

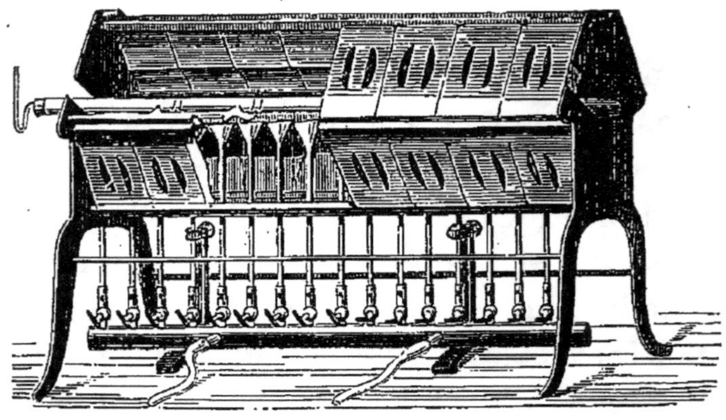

Fig. 15. — Grille à analyses organiques.

5° Un long tube rempli à moitié d'eau de baryte, maintenu de manière que son axe fasse un angle très aigu avec l'horizon ;

6° L'appareil d'aspiration et le régulateur d'aspiration.

1° Le sac de caoutchouc qui est destiné à recevoir les produits de la respiration d'un animal, doit être d'abord débarrassé de tout gaz autre que l'air ; on le remplit à l'aide de la trompe d'air pris en dehors du laboratoire, puis on le vide; ce lavage à l'air pur est plusieurs fois répété.

2° Pour absorber complètement l'acide carbonique de l'air expiré par un animal, on dispose trois flacons de Durand, qui sont remplis aux deux tiers d'une solution concentrée de potasse. Le col de chaque flacon est traversé par un rodage et par deux tubes, l'un qui se rend au fond du flacon, l'autre à la partie supérieure, soigneusement vernie pour que l'air ne puisse rentrer; je l'enveloppe en outre d'un manchon de caoutchouc plein d'eau.

3° Après les trois flacons qui renferment de la potasse, je place encore un quatrième barboteur contenant une solution de baryte qui doit toujours rester claire et indiquer que le gaz qui doit traverser le tube à oxyde de cuivre est absolument dépouillé d'acide carbonique.

4° *Tube à combustion.* — Ce tube en verre de Bohême, difficilement fusible, est d'abord coudé à angle droit à une extrémité, puis rempli de cuivre réduit par l'hydrogène que l'on a grillé dans un têt en le chauffant avec le chalumeau à gaz et air, pour l'oxyder.

On introduit le tube de verre dans un tube de cuivre large de 4 centimètres environ, dans l'axe duquel on le maintient convenablement; ce tube de cuivre servira à répartir plus uniformément la chaleur fournie par 24 becs de Bunsen munis chacun d'un robinet ; le seconde extrémité du tube de verre est recourbée une seconde fois à angle droit, dans le même plan que la première.

5° A la suite du tube à combustion, on place sur un support convenable un tube de verre long de un mètre environ, fermé à une extrémité qui reçoit d'abord une colonne d'eau de baryte pure et filtrée ayant environ 60 centimètres de hauteur ; on ferme ce tube avec un bouchon de caoutchouc à deux trous qui sont traversés par deux tubes de verre courbés à angle droit ; l'un de ces tubes pénètre à une profondeur de quelques centimètres, et reçoit à l'aide d'un tube de caoutchouc un long tube droit de verre de même diamètre qui atteint la partie inférieure fermée du tube à baryte. Ce tube droit, qui présente à sa partie inférieure un anneau de carbonate de baryte très adhérent au verre, quand un gaz contenant du carbone a traversé la colonne d'oxyde de cuivre rouge, doit être laissé dans la baryte ; à la fin de l'expérience, on le détache du caoutchouc.

J'ai choisi l'eau de baryte plutôt que la potasse pour plusieurs raisons. On voit s'il y a un précipité de carbonate de baryte ; par suite, on reconnaît aussitôt s'il y a eu combustion d'oxyde de carbone ou d'un gaz combustible contenant du carbone. L'emploi de tubes à potasse, que l'on pèse avant et après le passage des gaz, exige que les gaz soient desséchés, ce qui compliquerait beaucoup l'appareil et ce qui présenterait de grandes difficultés dans le cas où l'on doit faire passer à travers l'oxyde de cuivre un grand volume de gaz saturé d'humidité : on serait obligé en outre de supprimer les fermetures hydrauliques qui me paraissent tout à fait nécessaires pour que jamais l'air extérieur ne puisse pénétrer dans l'appareil et troubler la baryte par l'acide carbonique qu'il contient et qui est surtout abondant au voisinage de la grille à analyse.

Pour décomposer dans le vide le carbonate de baryte obtenu qui se trouve dans l'eau de baryte et à l'extrémité du tube d'arrivée des gaz, j'emploie une disposition très simple :

Je réunis par un gros tube de caoutchouc, que j'enveloppe ensuite de bandes de caoutchouc, le tube à baryte avec un tube de verre tout semblable, long de un mètre, mais ouvert aux deux bouts, dont l'extrémité effilée est unie au tuyau d'aspiration d'une pompe à mercure ; je fais dans ce long tube incliné sur l'horizon et plongeant dans un bain d'eau bouillante un vide approché et suffisant à l'aide d'une trompe de Golaz adaptée au-dessus du robinet de la pompe; j'introduis par ce robinet à l'aide du caoutchouc qu'il porte et qui est immergé dans le mercure de la petite cuve et à l'aide d'une pipette un certain volume, 25 centimètres cubes, par exemple, d'une solution d'acide chlorhydrique pur dans l'eau distillée, que l'on a fait bouillir pour chasser les moindres traces d'acide carbonique qu'elle pourrait contenir; l'acide décompose le carbonate de baryte et on recueille l'acide carbonique dans un tube gradué plein de mercure; quelques manœuvres de la pompe suffisent pour que l'on obtienne le vide absolu; on dose l'acide carbonique sur la cuve à mercure profonde à l'aide de la potasse qui l'absorbe.

6° *Appareil d'aspiration.* — Pour aspirer les gaz à travers tout l'appareil, je fais usage de la trompe métallique de Golaz qui rend de grands services dans les laboratoires et qui permet de faire un vide plus parfait que celui qui est donné par les machines pneumatiques ordinaires, le tuyau d'aspiration de la trompe est uni à un grand flacon qui sert de réservoir à air raréfié; l'ouverture du flacon est fermée par un bouchon de caoutchouc percé de trois ouvertures que traversent trois tubes de verre courbés à angle droit; l'un de ces tubes reçoit le tuyau d'aspiration de la trompe; l'autre communique par un tube de caoutchouc portant une pince à vis avec le tube barboteur à eau de baryte, le troisième tube est uni à un régulateur d'aspiration qui est construit très facilement; on prend un petit bocal cylindrique de verre dans lequel on verse du mercure; on le ferme par un bouchon de caoutchouc à 2 trous qui sont traversés l'un par un tube droit de verre que l'on immerge plus ou moins dans le mercure, l'autre par un tube courbé qui est réuni au réservoir à vide. Si le tube droit enfonce de 5 centimètres dans le mercure, dès que la pression dans le réservoir devient légèrement inférieure à 5 centimètres, l'air extérieur rentre à travers le mercure et maintient constante cette diminution de pression; si celle-ci n'est pas suffisante pour faire circuler les gaz à travers tout l'appareil, on enfonce peu à peu le tube droit dans le mercure jusqu'à ce que le barbotage ait lieu; puis on règle avec la pince à pression à vis le passage des gaz qui doit se faire lentement, bulle à bulle; le tube à baryte étant incliné de manière à faire un angle de 20° environ avec l'horizon, les bulles de gaz restent plus longtemps en contact avec la longue colonne d'eau de baryte.

§ 2. *Essai de l'appareil.* — On chauffe au rouge sombre le tube à oxyde de cuivre, puis on fait passer à travers tout l'appareil de l'air pris en dehors du laboratoire.

Or, constamment, j'ai vu le premier jour l'eau de baryte placée à la suite du tube à combustion troublée et présentant un précipité plus ou moins abondant de carbonate de baryte; ce précipité tient probablement à la présence dans le tube à combustion d'une petite quantité de matière organique ou de carbonate de chaux qui adhérait à la surface intérieure du tube ou qui était mélangé avec le cuivre grillé.

Le lendemain, on remplaçait l'eau de baryte et l'on recommençait à faire barboter lentement l'air pris en dehors du laboratoire. Cette fois on ne trouvait généralement plus le moindre trouble de l'eau de baryte, quarante-huit heures après le début de l'expérience.

Il faut se garder, en faisant cet essai, de faire passer l'air du laboratoire qui pourrait donner toujours un précipité s'il renfermait, ce qui arrive souvent, des traces de gaz d'éclairage; c'est seulement lorsque l'eau de baryte, malgré un barbotage de vingt-quatre heures de l'air extérieur, ne présente pas le moindre trouble, que l'appareil est prêt pour les recherches.

§ 3. *Exactitude du dosage.* — J'ai cherché d'abord si l'appareil à combustion permet de doser à l'état d'acide carbonique tout l'oxyde de carbone contenu dans un mélange gazeux, lorsque la proportion relative de ce gaz est faible.

J'ai composé un mélange de 4 litres d'air et de $10^{cc},6$ d'oxyde de carbone pur, renfermant par suite $\dfrac{10,6}{4010,6} = \dfrac{1}{378}$ d'oxyde de carbone. Le barbotage du gaz à travers l'appareil commence à cinq heures du soir.

Le lendemain, à huit heures du matin, on trouve le barbotage complètement arrêté; l'air rentre régulièrement par le régulateur d'aspiration; il y a un précipité abondant de carbonate de baryte; en le décomposant dans le vide, on obtient 10 ,2 d'oxyde de carbone; on a donc retrouvé 10,2 au lieu de 10,6, c'est-à-dire les 96 p. 100 du gaz qui a été mélangé avec l'air.

D'autres expériences d'essai m'ont démontré que si le barbotage de gaz est rapide, une partie de l'oxyde de carbone échappe à la combustion, tandis que le barbotage lent permet un dosage très exact de l'oxyde de carbone; et j'ai reconnu que plus est petite la proportion de ce dernier gaz dans l'air, plus lentement on doit faire passer les gaz à travers l'appareil à combustion.

Je saisis l'occasion qui m'est offerte de publier ici les résultats qui ont été obtenus par mon collègue et ami M. Œchsner de Coninck, dans le laboratoire de chimie de la Faculté des sciences de Montpellier, et qui ont été publiés en 1886 (1).

« Les conditions analytiques les plus favorables pour doser dans un mélange gazeux de faibles quantités d'oxyde de carbone me paraissent être, *a priori*, celles qui résultent de la belle synthèse de l'acide formique réalisée par M. Berthelot, en faisant réagir l'oxyde de carbone sur l'hydrate de potasse :

$$CO + KHO = CO^2 KH$$

« Ces conditions, que comporte toute réaction lente, doivent être également respectées lorsqu'il s'agit de doser l'oxyde de carbone à l'état de gaz carbonique.

« En me plaçant dans des conditions semblables à celles qui sont décrites avec tant de soin dans la note de M. Gréhant du 3 avril 1886, j'ai obtenu les résultats suivants :

(1) Œchsner de Coninck, *Comptes rendus de la Société de biologie*, 1886.

« *Première expérience.* — 6o litres d'air sont additionnés de 12 centimètres cubes d'oxyde de carbone ; le passage du gaz à travers le système des tubes à potasse, à oxyde de cuivre, à eau de baryte, etc., est très lent. J'ai retrouvé finalement 11 centimètres cubes CO, soit les 9/10 à l'état d'acide carbonique.

« *Deuxième expérience.* — 3o litres d'air sont additionnés de 6 centimètres cubes et traités de même.

« J'ai retrouvé $5^{cc},3$ CO, soit les 80/100.

« *Troisième expérience.* — 15 litres d'air sont mélangés avec 3 centimètres cubes CO.

« J'ai retrouvé $2^{cc}, 2$ CO, soit les 7/10.

« Il est inutile d'ajouter que dans les deux dernières expériences le courant gazeux a été mené avec une lenteur extrême.

« Ces expériences confirment l'exactitude du procédé de dosage de l'oxyde de carbone employé par M. Gréhant. »

Art. 3. *L'oxyde de carbone se trouve dans l'air expiré recueilli après un empoisonnement partiel.*

J'ai donné (1) les résultats d'une expérience qui a consisté à produire chez un chien un

(1) Gréhant, *Mémoire sur l'élimination de l'oxyde de carbone (Annales des sciences naturelles,* 1874).

empoisonnement partiel, à recueillir 17 minutes après 100 litres d'air expiré ; l'analyse chimique a montré que ce volume gazeux qui a été obtenu en 45 minutes renfermait 10 centimètres cubes d'oxyde de carbone, et par conséquent une proportion très faible de ce gaz, égale à 1 p. 10000.

C'est sur ce résultat positif que je me suis appuyé pour affirmer que l'oxyde de carbone est éliminé en nature.

Mais ne peut-on pas objecter que les produits de la respiration des animaux peuvent contenir des matières organiques qui, traitées par l'oxyde de cuivre, donneraient lieu à la production d'acide carbonique et à la formation de carbonate de baryte.

C'est là une objection très sérieuse et qui m'a été faite par Claude Bernard lui-même ; aussi, avant d'aller plus loin, j'ai employé la méthode des expériences comparatives dont Claude Bernard a donné tant d'exemples et qui permet d'arriver à la vérité au milieu des phénomènes si complexes que présentent les êtres vivants.

J'ai recueilli chez un chien laissé à l'état normal les gaz expirés pendant 35 minutes, et je n'ai pas obtenu, en faisant passer ces gaz sur l'oxyde de cuivre, la moindre trace de carbonate de baryte; ainsi bien que les gaz expirés par un animal contiennent des matières organiques, ces matières volatiles sont complètement absorbées par les barboteurs à potasse de l'appareil à combustion.

L'air expiré normal ne donne aucun précipité, tandis que l'air expiré recueilli après une intoxication partielle fournit toujours un précipité de carbonate de baryte et paraît contenir par suite *de l'oxyde de carbone.*

Ces expériences comparatives, plusieurs fois répétées, ont donné exactement les mêmes résultats.

Dosage de l'oxyde de carbone éliminé par un chien, après un empoisonnement partiel.

J'ai mesuré chez un chien la quantité de sang par le procédé que nous avons fait connaître, M. Quinquaud et moi (1), et j'ai trouvé 1037 centimètres cubes de sang; 100 centimètres cubes de sang normal ont absorbé $22^{cc},9$ d'oxygène (capacité respiratoire), tandis que 100 centimètres cubes de sang empoisonné pris à la fin de la mesure n'ont absorbé que $12^{cc},4$ d'oxygène; il y avait donc $22,9 - 12,4 = 10^{cc},5$ d'oxyde de carbone fixé par le sang.

(1) Gréhant et Quinquaud, *Journal de l'Anatomie et de la Physiologie*, 1882, p. 564.

J'ai laissé l'animal respirer dans l'air et j'ai mesuré avec le compteur à gaz le volume d'air que les mouvements respiratoires ont fait circuler à travers les poumons; ce volume a été trouvé égal à 237 litres en une heure 4 minutes; volume assez considérable pour qu'il ne soit pas possible d'admettre qu'il soit resté dans les poumons la moindre trace du gaz oxyde de carbone ayant servi à l'empoisonnement partiel.

On a pris alors dans l'artère carotide un échantillon du sang, on a recueilli l'air expiré par l'animal pendant 10 minutes et enfin on a pris aussitôt un second échantillon de sang artériel; les capacités respiratoires de ces deux sangs ont été trouvées égales à 16,9 et à 17,25.

On peut donc démontrer l'accroissement de ces capacités respiratoires même après un intervalle de temps aussi petit que 10 minutes.

Immédiatement après l'empoisonnement, 100 centimètres cubes de sang absorbaient $12^{cc},4$ d'oxygène; 64 minutes après, la capacité respiratoire était 16,9; donc 100 centimètres cubes de sang absorbaient 4,5 centimètres cubes d'oxygène en plus.

Faisons l'hypothèse que ces $4^{cc},5$ d'oxygène remplaçaient $4^{cc},5$ d'oxyde de carbone exhalé en nature, 1307 centimètres cubes de sang auraient exhalé 13,07 $\times$ 4,5 = 58^{cc},8 d'oxyde de carbone; combien auraient-ils exhalé en 10 minutes? $\dfrac{64}{58,8} = \dfrac{10,}{x}$ d'où x = 9^{cc},2.

Or, en décomposant le précipité de carbonate de baryte obtenu par un barbotage très lent, de 35 litres de gaz expiré qui ont été recueillis en 10 minutes, une heure après la fin de l'intoxication partielle, j'ai trouvé 9^{cc},85 d'acide carbonique ou d'oxyde de carbone, nombre qui est presque le même que le précédent; cette expérience me paraît décisive et l'on peut affirmer que l'oxyde de carbone ne brûle pas dans l'organisme, et qu'il est entièrement éliminé en nature.

Ce résultat est encore confirmé par l'expérience suivante, qui est semblable à l'une des expériences de M. Kreis.

Chez un lapin du poids de 2^{k},3 j'ai injecté lentement par une sonde introduite par la veine jugulaire 30^{cc},7 de sang oxycarboné pris à un autre lapin; l'air inspiré en dehors du laboratoire étant conduit par des soupapes de Muller après l'expiration dans un sac de caoutchouc, qui fut rempli en 51 minutes et qui reçut environ 80 litres d'air.

Le sang oxycarboné, injecté, contenait 3^{cc},3

d'oxyde de carbone ; la décomposition du carbonate de baryte obtenu par un barbotage très lent de l'air du ballon, qui dura huit jours, a donné 3 centimètres cubes d'acide carbonique correspondant à 3 centimètres cubes d'oxyde de carbone.

On a donc retrouvé dans l'air expiré les 9/10 de l'oxyde de carbone qui avait été injecté dans le sang.

On peut encore conclure de cette expérience que l'élimination de l'oxyde de carbone a lieu exclusivement en nature.

ART. 4. *Recherches sur le poison pulmonaire de MM! Brown-Séquard et d'Arsonval.*

Après avoir démontré (1) d'abord les relations qui existent entre la tuberculose pulmonaire et l'air sortant des poumons de l'homme et des mammifères domestiques, ensuite la puissance toxique d'une ou de plusieurs substances provenant des poumons, MM. Brown-Séquard et d'Arsonval ont montré que le poison unique ou multiple qui s'échappe avec l'air expiré peut tuer à faible dose, en injectant le liquide contenant le poison directement dans le sang arté-

(1) Brown-Séquard et d'Arsonval, *Comptes rendus de l'Académie des sciences*, 28 novembre 1887, 9 et 16 janvier 1888.

riel ou veineux, sous la peau, dans le rectum, dans l'estomac; ils ont tué les sujets en expérience.

Mais, non contents de ce résultat, ils ont voulu voir ce qui arriverait à des animaux recevant le poison pulmonaire tel qu'il existe dans l'air expiré et mêlé à de l'air atmosphérique, puis ils ont employé un appareil qui, après leur avoir bien démontré la puissance de toxicité de l'air expiré, leur a permis de démontrer que l'acide carbonique de cet air ne participe en rien à sa toxicité. Nous empruntons à ces auteurs (1) la description de l'appareil dont ils se sont servi et le détail de leur expérience :

« Cet appareil se compose d'une série de vases métalliques dont la cavité est complètement isolée de l'air ambiant par des fermetures hydrauliques. Une trompe aspirante, reliée à un compteur à gaz, fait passer un courant d'air continu à travers la série de ces vases, ou étuves, qui sont reliés l'un à l'autre de telle sorte que ce courant d'air les parcourt successivement. Il en résulte qu'un animal placé dans l'étuve

---

(1) Brown-Séquard et D'Arsonval, *Nouvelles recherches démontrant que la toxicité de l'air expiré ne dépend pas de l'acide carbonique* (Comptes rendus de l'Académie des Sciences, 11 février 1889, t. CVIII, p. 268.)

par laquelle entre l'air extérieur respire de l'air pur, alors que tous les autres animaux, soumis à l'expérience dans les autres étuves, respirent de l'air de plus en plus vicié. Il va sans dire que le dernier animal, celui dont l'étuve avoisine le plus la trompe aspirante, respire l'air ayant passé par les précédentes étuves et que celui de la deuxième étuve ne respire que l'air de la première.

« Les étuves sont faites de telle sorte que les excréments, tant solides que liquides, expulsés par les animaux, ne peuvent y séjourner. L'étuve se compose d'un cylindre vertical en tôle galvanisée, assez large et assez haut pour donner ample place à un très gros lapin, qui s'y tient sur un treillis en fil métallique. Le cylindre se termine à sa partie inférieure, au niveau de ce treillis, par un cône muni d'une large tubulure formant entonnoir. Cette tubulure pénètre dans de l'eau contenue dans un vase en verre qui reçoit les déjections de l'animal et les débris des aliments qui ont été mis dans l'étuve. L'eau ferme hermétiquement l'ouverture de la tubulure qui y plonge. La partie supérieure de l'étuve porte une rainure circulaire pleine d'eau, dans laquelle plonge le couvercle formé d'un disque de verre enchâssé dans un cercle métallique. Là aussi, comme à sa partie inférieure, l'étuve est hermétiquement close.

« De jeunes lapins de 5 à 7 semaines, mis dans huit vases de cette sorte, y sont morts très rapidement, excepté ceux qui étaient dans le premier et le second, en appelant *premier* le vase par lequel l'air entre dans l'appareil. La mort a eu lieu quelquefois pour le lapin des deux derniers vases, et même pour celui du sixième, au bout de 2 ou 3 jours. Quelques lapins ont cependant résisté 4, 5 ou 6 jours dans les deux dernières étuves. Bien qu'un peu plus tardive, en général, la mort a eu lieu en une semaine dans le quatrième vase, et à peine quelques jours plus tard dans le troisième. Les lapins des cages 1 et 2 ont survécu très long-temps et ne sont morts que par suite d'un acci-dent, le second animal montrant cependant que sa santé était alors très altérée.

« Lorsqu'on retirait un lapin mourant de l'une des cages 3, 4, 5, 6, 7 ou 8, il revenait, en général, à la vie et même à la santé, mais après un temps assez long (de 5 à 10 ou 12 jours).

« La quantité d'acide carbonique, qui était inférieure à 1 p. 100 dans la cage 2, n'a guère été au-dessus de 2 ou 3 p. 100, en général, dans les étuves de 6 à 8. Avec une plus grande vitesse de courant d'air, il y a eu parfois encore moins d'acide carbonique dans les dernières cages.

« Des expériences faites sur de gros lapins (pesant environ 2000 grammes) ont donné à peu près les mêmes résultals, excepté que la résistance a été de plus longue durée, bien que l'altération de l'air ait été plus considérable. Nous avions augmenté du tiers au double la quantité d'air pur fournie dans un temps donné; mais, ces animaux étant trois fois aussi gros que les petits, la proportion d'acide carbonique dans la cage 6 (qui était la dernière) était de 4 à 6 p. 100. Il était donc essentiel de s'assurer si cet acide ne contribuait pas à déterminer la mort.

« Dans de très nombreuses expériences, nous nous sommes assurés que l'acide carbonique pur (non chargé de vapeurs d'acide chlorhydrique) peut être inhalé en proportion notable dans l'air atmosphérique par l'homme, le chien, le lapin et d'autres mammifères. Nous avons nous-mêmes pu respirer pendant plus d'une ou de deux heures de l'air contenant 20 p. 100 de CO^2 sans être incommodé d'une façon marquée, et surtout sans effet durable. Plusieurs autres personnes travaillant avec nous, et, entre autres, M. le Dr Hénocque, ont fait cette expérience avec le même résultat (1). Il est clair pour nous, d'après ces faits et d'autres, que l'acide carbonique, à la dose où il se trouve dans les dernières étuves de notre appareil, ne peut pas participer à la détermination de la mort. Mais il nous fallait pour cela des preuves plus acceptables par tout le monde.

« On se dira qu'il était extrêmement facile de se mettre à l'abri de tout supçon à l'égard de la toxicité de l'acide carbonique. Il était si facile, en effet, de le faire absorber par un alcali. Malheureusement cela n'était pas possible sans détruire le poison de l'air expiré. En effet, les alcalis absorbent le poison pulmonaire et purifient l'air qui passe à travers leurs solutions. De telle sorte que si nous avions fait usage d'alcalis nous aurions fait disparaître à la fois l'acide carbonique et le poison pulmonaire. Nos animaux auraient tous, dans la cage 6 comme dans la cage 1 et dans touts les autres étuves, respiré l'air pur. Pour arriver à notre but, nous avons employé un moyen très simple, qui a consisté à ajouter à notre appareil deux autres étuves semblables aux précédentes, mais

(1) Nous pouvons même dire que des chiens ont pu, sans mourir, respirer un mélange gazeux contenant *quatre-vingt-quinze pour cent de* CO_2 *et cinq pour cent d'air atmosphérique,* pendant plus de douze minutes.

séparées des six premières par un large cylindre en verre rempli de perles en verre imprégnées d'acide sulfurique concentré. L'air sortant de la cage 5 passe dans l'intérieur de ce cylindre et, après avoir été soumis à l'influence de l'acide sulfurique, se rend dans l'une des cages additionnelles et de là dans l'autre, d'où il sort attiré par la trompe aspirante. Or l'acide sulfurique s'empare du poison pulmonaire et des substances organiques (quelles qu'elles soient) qui proviennent des six premières cages, tandis que l'acide carbonique passe librement. L'air arrivant dans les deux nouvelles étuves est donc de l'air privé du poison pulmonaire, mais chargé d'acide carbonique. Or, cet air ne tue pas et nous avons par là, à la fois, une preuve nouvelle de l'innocuité de l'acide carbonique et de la toxicité du poison pulmonaire.

« La mort, dans ces expériences, a lieu comme dans les cas d'injection de liquide pulmonaire dans le sang ou sous la peau. Les symptômes qu'on observe sont les suivants : a respiration est ralentie; le cœur est activé; la température s'abaisse lentement, mais, à la fin, considérablement; de la diarrhée survient très vite et dure tant que vit l'animal. La mort a lieu sans agonie ou tout au moins sans convulsions. L'attitude du cadavre montre qu'il n'y a pas eu de lutte; il repose sur ses pattes repliées et sur son ventre et son thorax, comme dans le sommeil. L'autopsie fait voir que l'animal est mort avec ce que l'un de nous a appelé *arrêt des échanges entre les tissus et le sang*. Il y a du sang rougeâtre, au lieu du sang noir qu'on trouve dans les morts ordinaires, dans le ventricule droit; le sang, plus abondant que dans ces derniers cas dans le ventricule gauche, y est rosé. L'aorte et la veine cave contiennent bien plus de sang qu'à l'ordinaire, et la couleur de ce liquide est d'un rouge beaucoup moins noirâtre que dans la mort après agonie. La vessie et le rectum ne se sont pas vidés. Les poumons sont d'un rouge plus ou moins tendre. Ils contiennent des ecchymoses et des foyers d'inflammation, comme chez les animaux tués par une injection de liquide pulmonaire dans les bronches. Ils sont aussi emphysémateux. Le foie, les reins et les autres viscères abdominaux sont congestionnés. Il y a assez souvent des hémorragies dans l'intestin, et quelquefois dans le péricarde.

« On se demandera si c'est bien à un poison venant des poumons qu'est due la mort des animaux dans ces expériences : la réponse est facile à donner. Les symptômes et l'état des organes qu'on observe après la mort se retrouvent dans les cas de ces individus comme dans ceux des animaux tués par une injection de poison pulmonaire dans le sang ou sous la peau. Qu'il y ait dans l'air confiné d'autres causes capables d'altérer la santé que le poison provenant des poumons, nous ne voulons pas le nier; mais il nous semble, par la raison que nous venons de donner, que c'est surtout, sinon exclusivement, à ce poison que la mort est due, dans notre expérience, après la respiration d'air confiné, pendant quelques jours. »

Art. 5. *Arrêt ou ralentissement de l'élimination de l'oxyde de carbone.*

J'ai encore fait d'autres recherches sur l'élimination de l'oxyde de carbone, que j'ai publiées en 1886 (1) et que je dois reproduire ici.

La dissociation de l'hémoglobine oxycarbonée est assez lente pour qu'il y ait dans l'air expiré recueilli après un empoisonnement partiel une très faible proportion d'oxyde de carbone.

J'ai empoisonné un lapin par un mélange de 2 litres d'oxygène et de 70 centimètres cubes d'oxyde de carbone pur, que l'animal a respiré

(1) Gréhant, *Comptes rendus de la Société de biologie,* 1886.

pendant un quart d'heure : les capacités respiratoires du sang normal et du sang intoxiqué ont été trouvées égales à 18 et à 7 ; on fit respirer l'animal pendant 17 minutes dans l'air pur et on recueillit ensuite l'air expiré pendant 21 minutes dans un sac de caoutchouc qui reçut $18^{lit},6$; l'analyse par l'oxyde de cuivre montra que l'air expiré contenait seulement $2^{cc},45$ d'oxyde de carbone ou 1 p. 7590 de ce gaz.

En répétant, le lendemain, cette expérience sur le même lapin, mais en laissant une heure d'intervalle entre la fin de l'intoxication et le moment où l'on recueillit l'air expiré, on obtint en 30 minutes $26^{lit},5$ d'air qui renfermaient seulement $1^{cc},75$ d'oxyde de carbone ou 1 p. 15000 environ.

Enfin, chez un chien qui nous a servi à déterminer le volume d'oxyde de carbone contenu dans l'air expiré recueilli pendant 10 minutes, une heure après la fin de l'empoisonnement, 37 litres d'air contenaient $9^{cc},8$ d'oxyde de carbone, ou 1 p. 3775 de ce gaz.

Je me suis demandé si de faibles proportions d'oxyde de carbone ajoutées à l'air respiré par un animal partiellement intoxiqué peuvent s'opposer complètement à l'élimination, et j'ai fait une série d'expériences comparatives qui ont consisté à empoisonner des lapins pendant un quart d'heure par des mélanges d'oxygène et d'oxyde de carbone, puis à faire respirer à ces animaux des mélanges d'air et d'oxyde de carbone en proportions qui ont varié dans les diverses expériences.

Il fallait d'abord partir d'une expérience type.

On a empoisonné un lapin du poids de $2^k,5oo$ par un mélange de 2 litres d'oxygène et de 40 centimètres cubes d'oxyde de carbone pur, qui a été respiré pendant 15 minutes; la capacité respiratoire du sang normal était égale à 19,1; celle du sang empoisonné était 7, et 1 h. 10 minutes après, l'animal ayant respiré de l'air pur, elle était devenue 14,6; elle s'était accrue de 7,6, ou de 6,5 en une heure.

Voici les résultats qui ont été obtenus dans 6 expériences :

TABLEAU.

N^{os} des expériences.	Poids des lapins.	Composition du gaz respiré 15 minutes.		Proportion d'oxyde de carbone dans le mélange employé ensuite.	Temps pendant lequel ce mélange a été respiré.	Capacités respiratoires du sang.
		Oxygène.	Oxyde de carbone.			
1	2^k,509	2^l	60^{cc}	$\dfrac{1}{10\,000}$	3^h	14^{cc},3
2	2 ,900	2	70	$\dfrac{1}{5000}$	2	14 ,1
3	3 ,200	2	76	$\dfrac{1}{1000}$	1^h 20^m	12 ,6
4	2 ,900	2	69	$\dfrac{1}{500}$	1	11 ,7
5	2 ,700	2	64	$\dfrac{1}{250}$	1^h 3^m Mort	7
6	2^k,900	2	58	$\dfrac{1}{200}$	13^m Mort.	5

Si nous comparons les résultats indiqués dans ce tableau à ceux de notre expérience type, nous voyons qu'une proportion d'oxyde de carbone comprise entre 1 p. 10000 et 1 p. 500 dans l'air respiré par les lapins, après un empoisonnement partiel, n'a pas arrêté l'élimination de l'oxyde de carbone, mais l'a seulement ralentie; aussi dans les expériences 1, 2, 3, 4, les lapins ne sont pas morts par l'action du poison, mais ils ont été sacrifiés par l'ouverture de l'artère carotide qui a fourni le sang nécessaire à la mesure des capacités respiratoires, tandis que dans les expériences 5 et 6, les lapins sont morts l'un au bout de 1 h. 3 m., l'autre au bout de 13 minutes ; des proportions d'oxyde de carbone égales à 1 p. 250 et à 1 p. 200, qui n'auraient pas été toxiques chez des animaux sains, ont arrêté l'élimination.

On démontre ainsi que la dissociation de l'hémoglobine oxycarbonée s'effectue dans les poumons avec une certaine activité et qu'il est essentiel, pour favoriser l'élimination, de faire respirer à l'homme ou aux animaux empoisonnés par l'oxyde de carbone de l'air absolument pur.

ART. 6. *Durée de l'élimination de l'oxyde de carbone.*

§ 1er. *Mesure de la durée de l'élimination, procédé de Gréhant.* — Claude Bernard (1) a démontré l'élimination rapide de l'oxyde de carbone chez le lapin.

J'ai donné (2) les résultats d'une expérience

(1) Claude Bernard, *Leçons sur les substances toxiques et médicamenteuses.* Paris, 1857, p. 161 et *Leçons sur les anesthésiques.* Paris, 1875, p. 432, 437, 451, etc.

(2) Gréhant, *Mémoire sur le mode d'élimination de l'oxyde de carbone (Annales des sciences naturelles,* 1874).

de Claude Bernard qui prouve que, 40 minutes après une intoxication partielle par la vapeur de charbon, le sang du lapin examiné au spectroscope était devenu normal.

J'ai en outre donné une démonstration du même fait, et j'ai reconnu que chez le chien l'élimination est plus lente (1).

La méthode que j'ai employée consistait à prendre chez un chien un échantillon de sang normal, à empoisonner l'animal partiellement par un mélange d'oxygène et d'oxyde de carbone, à mesurer la capacité respiratoire du sang intoxiqué, et à répéter cette mesure 2 heures et 4 heures après l'intoxication.

Je reproduis les résultats que j'ai obtenus et qui montrent que les capacités respiratoires du sang pour l'oxygène et pour l'oxyde de carbone s'accroissent rapidement dans les heures qui suivent l'intoxication partielle :

	Oxygène.	Oxyde de carbone.
1° Sang normal	23,1	22,6
2° — intoxiqué	9,8	11,1
3° — deux heures après l'intoxication.	13,9	15,9
4° — quatre —	19,7	18,5

En admettant, ce qui paraît démontré par cette expérience, que les volumes d'oxyde de

(1) Gréhant, Même Mémoire.

carbone qui disparaissent sont à peu près proportionnels au temps, nous voyons que la capacité respiratoire du sang intoxiqué s'est accrue de 9,9 en 4 heures ou en 240 minutes.

Cherchons en combien de temps la capacité respiratoire est revenue au chiffre normal 23,1 au lieu de 9,8 ; la différence de ces deux nombres est 13,3 ; on a la proportion : $\dfrac{240^{m}}{9,9} = \dfrac{x}{13,3}$; $x = 322^{m}$ ou 5 h. 22 m.

Ainsi la durée de l'élimination chez le chien est exactement mesurée.

§ 2. *Mesure des volumes d'air qui circulent dans les poumons et des capacités respiratoires après un empoisonnement partiel.* — On peut encore aller plus loin dans ces recherches, mesurer le volume d'air qui circule dans les poumons d'un animal après un empoisonnement partiel et calculer la proportion de l'oxyde de carbone que doit contenir l'air expiré, en admettant une élimination complète de l'oxyde de carbonne en nature.

On choisit un chien robuste du poids de $19^{kil},500$ et on compose dans une cloche graduée un mélange d'oxyde de carbone pur et de 5 litres d'oxygène, tel qu'il y ait 100 centimètres cubes d'oxyde de carbone pour $7^{kg},3$

du poids de l'animal (nombre que nous avons adopté, M. Quinquaud et moi, dans la mesure du volume du sang). Le robinet à 3 voies de la cloche est réuni à un moment donné avec un tube en T et avec deux soupapes à eau, la soupape d'inspiration communique avec l'un des tuyaux d'un compteur à gaz, de sorte que les volumes d'air inspirés après l'intoxication partielle sont mesurés.

On commence par prendre dans une artère carotide un échantillon de sang normal.

On fait respirer le mélange gazeux pendant 5 minutes, on prend un second échantillon de sang qui est intoxiqué et on fait respirer l'animal à travers le compteur, en mesurant le temps :

En 12′	100 litres ont circulé à travers les poumons.	—	—
20′ 45″.	150	—	—
29′ 50″.	200	—	—
41′ 20″.	250	—	—
52′ 18″.	300	—	—
1^h	342	—	—

On fait une troisième prise de sang.

En 1^h 1′ 30″	350 litres ont circulé à travers les poumons.	—	—
1^h 28′ 25″	475	—	—
1^h 33′ 30″	500	—	—
1^h 43′ 25″	550	—	—
1^h 52′ 5″	600	—	—
2^h	635	—	—

On fait une quatrième prise de sang.

On détermine les capacités respiratoires des quatre échantillons de sang, et après avoir recueilli les gaz qu'ils donnent dans le vide, on fait pénétrer dans le récipient chaque fois un volume d'acide acétique à 8° égal à celui du sang, on obtient des gaz qui contiennent un peu d'acide carbonique absorbé par la potasse et d'oxygène absorbé par l'acide pyrogallique.

Dans le sang normal il n'y a point trace d'oxyde de carbone, tandis que du sang intoxiqué on retire de l'oxyde de carbone qui est complètement absorbé par le protoclorure de cuivre dissous dans l'acide chlorhydrique.

Voici les résultats qui ont été obtenus :

	Oxygène absorbé.	CO dégagé.
100^{cc} Sang normal.......	$26^{cc},8$	o
— intoxiqué	$11,8$	$10^{cc},6$
— 1^h après......	$16,8$	8
— 2^h après......	20.0	$5,6$

Le sang intoxiqué contenait $10^{cc},6$ d'oxyde de carbone; 2 heures après il renfermait encore $5^{cc},6$; donc 5 centimètres cubes d'oxyde de carbone avaient disparu : le chien dont le poids était $19^{kg},5$ possédait d'après les expériences de mesure que nous avons faites, M. Quinquaud et moi, un poids de sang égal à $\dfrac{19,5}{13} = 1^{kg},5$, 100 centimètres cubes de sang ont perdu 5 centimètres cubes d'oxyde de carbone; 1500 centimètres cubes de sang ont perdu 75 centimètres cubes d'oxyde de carbone qui ont été exhalés dans 635 litres d'air pendant deux heures ; en faisant l'hypothèse d'une exhalation de l'oxyde de carbone en nature, la proportion de ce gaz dans l'air expiré se calcule très simplement :

$$\frac{75}{63500} = \frac{1}{x}; \ x = 8466.$$

Ainsi la proportion de l'oxyde de carbone dans l'air qui a traversé les poumons serait 1 p. 8466, proportion très faible et qui montre avec quelle perfection il faut faire la recherche et le dosage de l'oxyde de carbone dans l'air expiré pour le reconnaître.

C'est là le nœud de la question et nous reconnaissons que la dissociation de l'hémoglobine oxycarbonée exige une ventilation pulmonaire énergique.

§ 3. *Pendant combien de temps un gaz étranger introduit dans les poumons y séjourne-t-il ?* — Pour répondre directement à une objection de M. Kreis, qui craint que dans mes expériences j'aie dosé l'oxyde de carbone laissé dans les poumons après un empoisonnement partiel, j'ai refait une expérience analogue à celles que j'ai fait connaître autrefois, quand je me suis occupé de la mesure du volume des poumons et du renouvellement de l'air dans ces organes, par l'hydrogène.

Expérience du 21 août 1888. — Je compose dans une cloche graduée un mélange de 4 litres d'hydrogène pur et d'un litre d'oxygène, que je fais respirer à un chien du poids de $9^{kg},800$ pendant 2 minutes.

L'animal fait environ 20 inspirations et expirations dans la cloche, le robinet de la cloche étant uni à deux soupapes à eau et la soupape d'expiration étant pourvue d'un tube abducteur se rendant dans une cuve à eau, dans laquelle il plonge à 2 centimètres au-dessous du niveau de l'eau ; on recueille de 30 secondes en 30 secondes le mélange expiré à partir du moment où l'animal cesse de respirer dans la cloche et respire dans l'air. On obtient ainsi des échantillons d'air expiré dans une série de flacons qui ont été d'abord remplis d'eau et que l'on conserve sur l'eau avec leurs numéros d'ordre jusqu'à ce qu'on fasse l'analyse. Le gaz de la cloche contenait 60,3 d'hydrogène p. 100.

Le gaz du 1er flacon recueilli 30 secondes après est introduit à l'aide d'un entonnoir à gaz dans un long tube gradué plein d'eau ; on ajoute de la potasse et on agite vivement pour absorber l'acide carbonique; le gaz est transvasé dans mon eudiomètre à eau, mesuré, additionné de 12 centimètres cubes de gaz de la pile, volume qu'on prendra toujours le même dans les diverses analyses eudiométriques; les $\frac{2}{3}$ de la réduction donnent l'hydrogène, que l'on trouve égal pour 100 centimètres cubes de mélange à 3,06; déjà, on le voit, au bout de 30 secondes de respiration dans l'air, la proportion de l'hydrogène dans les poumons est descendue de 60,3 à 3,06.

Dans le 2ᵉ flacon 1'	il y avait	0ᶜᶜ,91 hydrogène p. 100	
— 3ᵉ — 1'30"	—	0 ,41	—
— 4ᵉ — 2'	—	0 ,17	—
— 5ᵉ — 2'30"	—	0	—
— 6ᵉ — 3'	—	0	—

Ainsi, au bout de 2 minutes 30 secondes, on n'obtient plus malgré l'addition de gaz de la pile la moindre réduction, l'hydrogène a disparu dans l'arbre aérien. Or si l'on introduit dans les poumons d'un animal un mélange d'air et d'oxyde de carbone, le dernier gaz est absorbé par l'hémoglobine, tandis que le sang absorbe très peu d'hydrogène.

Dans un empoisonnement partiel produit par l'oxyde de carbone, la proportion de ce gaz qui reste dans les voies aériennes est beaucoup plus petite que celle de l'hydrogène dans mon expérience précédente.

Il en résulte *a fortiori* qu'au bout de 3 minutes, il ne reste plus dans les bronches la moindre trace d'oxyde de carbone, et, lorsque je trouve ce gaz dans l'air expiré recueilli de 5 à 10 minutes après un empoisonnement partiel, je suis sûr qu'il ne peut provenir que de la dissociation de l'hémoglobine oxycarbonée.

J'ajouterai qu'il ne paraît pas exister dans le sang d'un animal empoisonné par l'oxyde de carbone de gaz en solution simple dans le plasma; l'hémoglobine ayant une grande affinité pour l'oxyde de carbone semble l'enlever complètement au plasma sanguin.

CHAPITRE IV

APPLICATIONS PHYSIOLOGIQUES

Article 1er. *Mesure de la quantité de sang contenu dans l'organisme d'un mammifère vivant* (1).

D'une manière générale, pour obtenir le volume total du sang, il suffit de faire respirer à l'animal un volume de gaz homogène contenant des proportions d'oxyde de carbone bien déterminées, afin d'apprécier, après un quart d'heure, par exemple, le volume d'oxyde de carbone restant, ce qui donne le volume de ce gaz qui a été fixé par la masse de sang.

D'un autre côté, on détermine par l'analyse des gaz du liquide sanguin le volume d'oxyde de carbone fixé par un volume donné de sang; on arrive à ce résultat en mesurant la capacité respiratoire de deux échantillons de sang, l'un pris avant l'empoisonnement, l'autre après :

(1) Gréhant et Quinquaud, *Journal d'anatomie et de physiologie* de MM. Robin et Pouchet, 1882.

Connaissant d'une part le volume total d'oxyde de carbone fixé, et d'autre part le volume de ce gaz qui a été absorbé par 100 centimètres cubes de sang, on obtient par une simple proportion le volume total cherché.

Pour arriver à ce résultat, on effectue sept opérations que nous allons décrire successivement et qui rendent cette mesure assez laborieuse :

1° On prend dans une artère ou dans une veine d'un animal, d'un chien, par exemple, un premier échantillon de sang normal du volume de 30 centimètres cubes ; on l'injecte aussitôt dans un flacon numéroté et on le défibrine par l'agitation.

2° Dans une cloche graduée et fermée par un bouchon que traverse un robinet à trois voies, on compose un mélange de 5 litres d'oxygène, un litre d'hydrogène pur mesuré dans un litre jaugé, plus autant de fois 100 centimètres cubes d'oxyde de carbone pur que le poids de l'animal renferme de fois $7^{kg},500$; nous sommes arrivés à cette dose qui n'est pas mortelle à la suite de nombreux tâtonnements.

3° Sur la tête de l'animal fixé sur une gouttière, on attache avec le plus grand soin, à l'aide de liens serrés, une muselière de caoutchouc (fig. 16) ; le tube par lequel la muselière se termine est réuni au robinet à trois voies de la cloche ; au commencement d'une minute, on tourne le robinet, l'animal respire le mélange gazeux pendant un temps que nous avons fait

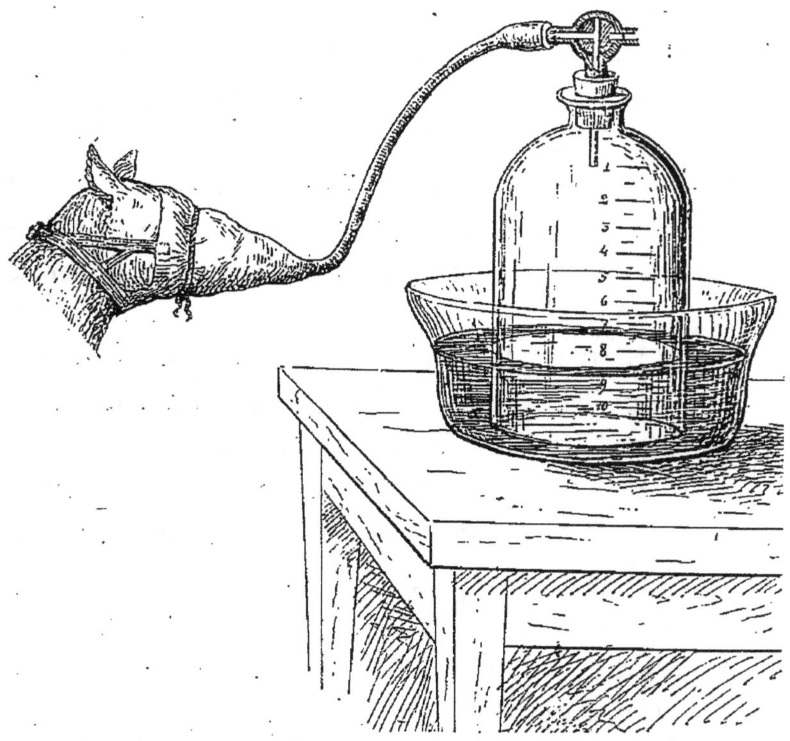

Fig. 16. — Cloche et muselière servant à la mesure de la quantité de sang.

varier dans de nombreuses expériences de 9 minutes à 16 minutes.

4° Avant que la dernière minute se soit écoulée, on prend dans le même vaisseau, avec une seringue, un second échantillon de sang qui est intoxiqué partiellement, on l'injecte dans un flacon où il est défibriné par l'agitation.

5° Dans un long tube gradué on mesure un certain volume, 100 centimètres cubes environ de gaz restant dans la cloche, on absorbe l'acide carbonique par la potasse, on transvase le gaz restant dans l'eudiomètre à eau et on enflamme par une étincelle électrique le mélange d'oxygène et d'hydrogène; un calcul très simple fait connaître le volume total des gaz qui restent dans la cloche et dans les poumons (mesure du volume des poumons par l'hydrogène, procédé de Gréhant).

6° Un litre de gaz expiré est introduit dans un petit sac de caoutchouc et additionné de de 3 à 4 litres d'air, afin que l'hydrogène soit dilué et que le mélange cesse d'être détonant : ces gaz traversent l'appareil à combustion qui a été décrit plus haut; le volume d'acide carbonique trouvé correspond à un volume égal d'oxyde de carbone.

7° On détermine le pouvoir absorbant pour l'oxygène de deux échantillons de sang pris avant et après l'intoxication par l'oxyde de carbone; il y a une grande différence entre les deux nombres obtenus : cette différence entre les capacités respiratoires indique exactement quel est le volume d'oxyde de carbone qui a été fixé par le sang et que l'on rapporte à 100 centimètres cubes de sang. Enfin, connaissant d'une part le volume total d'oxyde de carbone pur qui a été fixé par la totalité du sang et d'autre part le volume de ce gaz qui a été absorbé par 100 centimètres cubes, on obtient par une simple proportion le volume cherché.

Nous publions dans le tableau suivant une série de résultats que nous avons obtenus et qui donnent des nombres très concordants; ces chiffres sont compris entre 1 p. 11 et 1 p. 13,8, ce dernier rapport étant une limite extrême.

Poids des chiens.	CO pur employé.	CO retrouvé.	Durée de l'expé- rience.	Capacité respiratoire du 1er sang.	Capacité respiratoire du 2e sang.	Volume du sang.	Proportion par rapport au poids du corps.
k. gr.	cc.	cc.	m.			cc.	
10,550	142	78,2	13	18,1	10,1	800	$\frac{1}{12,7}$
16,200	217,7	17,2	9	29,9	14,25	1172	$\frac{1}{13,8}$
20,600	282,3	58,8	10	21,1	9,1	1860	$\frac{1}{11}$
20,470	277,5	51,2	10	25,6	12,06	1671	$\frac{1}{12}$
22,770	310,8	44,1	8	23,5	9,0	1839	$\frac{1}{12,4}$
17,500	239,5	34,8	9,30″	23,1	7,7	1329	$\frac{1}{13}$
17,870	244,8	25,3	10	27,6	14,2	1637	$\frac{1}{11}$
16,970	223,9	27,4	16	27,5	13,1	1364	$\frac{1}{12,4}$
26 320	360	38,6	10	25,6	10,9	2178	$\frac{1}{12}$

Ce procédé de mesure ne peut être exact qu'à une condition, c'est que l'oxyde de carbone combiné avec l'hémoglobine se trouve distribué d'une manière homogène dans tout l'appareil circulatoire : nous avons vérifié ce fait en prenant chez des animaux partiellement intoxiqués deux échantillons de sang, l'un dans le système artériel et l'autre dans le système veineux ; nous avons trouvé que les capacités respiratoires des deux échantillons de sang sont absolument les mêmes et nous avons démontré ainsi que dans tout l'appareil circulatoire, 100 centimètres cubes de sang contiennent exactement le même volume d'oxyde de carbone.

ART. 2. *Empoisonnement des grenouilles par des mélanges d'acide carbonique et d'oxygène, d'oxyde de carbone et d'oxygène.*

J'ai pris deux cols droits dans lesquels j'ai introduit sur la cuve à eau du gaz oxygène, occupant la moitié du volume ; j'ai achevé de remplir le premier flacon avec de l'acide carbonique et le deuxième flacon avec de l'oxyde de carbone.

Une grenouille placée dans l'acide carbonique était morte 24 heures après ; le cœur était arrêté, les oreillettes et le ventricule n'étaient plus excitables.

Une autre grenouille placée dans l'oxyde de carbone vécut deux et même trois jours dans un mélange qui contenait le troisième jour 46 d'oxyde de carbone, 10 d'acide carbonique, 35 d'oxygène et 9 d'azote p. 100.

Ces expériences comparatives qui ont été faites en hiver lorsque la température ambiante était comprise entre 0 et 10° démontrent que les animaux à sang froid résistent beaucoup mieux à l'action de l'oxyde de carbone que les animaux à sang chaud, qui mourraient immédiatement dans un mélange à volumes égaux d'oxyde de carbone et d'oxygène.

Art. 3. *Dans l'empoisonnement par l'oxyde de carbone, le gaz peut-il passer de la mère au fœtus?*

Nous avons, M. Quinquaud et moi (1), mesuré les capacités respiratoire du sang fœtal chez une chienne qui fut empoisonnée lentement par l'oxyde de carbone; 100 centimètres cubes du sang maternel recueilli après la mort avaient absorbé $16^{cc},5$ d'oxyde de carbone, tandis que 100 centimètres cubes de sang de sept fœtus ne contenaient, après 35 minutes d'empoisonnement, que $2^{cc},9$ d'oxyde de car-

(1) Gréhant et Quinquaud, *Comptes rendus de la Société de biologie* 1883.

bone qui ont été dégagés dans le vide par l'acide acétique bouillant.

Le sang maternel contenait 5,7 fois plus d'oxyde de carbone que le sang des fœtus.

Il résulte de là que chez une femme enceinte qui aurait succombé à l'empoisonnement par l'oxyde de carbone, l'opération césarienne devrait être pratiquée.

CHAPITRE V

APPLICATIONS HYGIÉNIQUES.

ARTICLE 1ᵉʳ. — *Empoisonnement par le gaz de l'éclairage.*

M. le Dʳ Bruneau (1) a publié des faits nombreux et des expériences intéressantes qui ont été faites dans le laboratoire de Paul Bert à la Sorbonne.

Je lui emprunte les documents sur lesquels je me suis appuyé pour commencer mes recherches personnelles sur les produits de combustion du gaz de l'éclairage et sur leur action physiologique.

§ 1. *Composition chimique du gaz de l'éclairage.* — Le gaz de l'éclairage est un mélange de

(1) Bruneau, *Empoisonnement par le gaz de l'éclairage,* Thèse de la Faculté de médecine de Paris, 1885, et *Annales d'hygiène,* 1887, 3ᵉ série, tome XVIII, p. 157.

plusieurs corps qui se trouvent à l'état de gaz ou de vapeurs : les principaux éléments de ce mélange sont l'hydrogène et le gaz des marais, dans une proportion de 80 à 85 p. 100, l'oxyde de carbone y entre pour 5 à 15 p. 100 ; puis les carbures lourds d'hydrogène, l'éthylène et le propylène auxquels le gaz doit en partie son pouvoir éclairant, des vapeurs de benzine, un peu d'azote, d'oxygène, d'acide carbonique et de vapeur d'eau.

Composition du gaz à Paris.

Hydrogène	50,2	47,1
Gaz des marais	32,8	36,1
Oxyde de carbone	12,9	6,8
Ethylène	} 3,8 {	4,2
Propylène		2,4
Azote	0,0	2,8
Acide carbonique	0,3	0,6
	100,0	100,0

§ 2. *Étude toxicologique des éléments du gaz de l'éclairage.* — **M.** Layet a fait respirer à un chien au moyen d'une pompe à double soupape un mélange de 27 litres hydrogène bicarboné, 10 oxygène et 50 air, l'expérience dura 35 minutes et l'animal ne présenta aucun phénomène particulier ; donc l'hydrogène bicarboné ou éthylène, C^4H^4, n'est pas toxique.

Il en est de même pour le formène ou protocarbure d'hydrogène, grisou, C^2H^4 : MM. Regnault et Villejean (1) ont reconnu que le formène inhalé en même temps que l'oxygène dans des proportions comprises entre 3,5 et 5 volumes de formène pour 1 d'oxygène, pendant des temps compris entre 1 heure et 3 h. 48 m., ne détermine aucun effet anesthésique; les fonctions du système sensitif et moteur restent absolument normales pendant toute la durée de l'inhalation et dans le temps qui suit.

L'acétylène, C^4H^2, est contenu en petite quantité dans le gaz de l'éclairage et il peut se produire en grande quantité dans la combustion incomplète du gaz.

En 1866, M. Berthelot et Armand Moreau (2) ont étudié les propriétés physiologiques de ce gaz et ils ont reconnu qu'il n'a pas d'action autrement pernicieuse que les autres carbures d'hydrogène.

L'oxyde de carbone est l'élément vraiment toxique du gaz de l'éclairage; il y est contenu dans une proportion qui varie entre 5 et 13 p. 100; sa présence n'est d'aucune utilité pour le pouvoir éclairant du gaz, et il est souhaitable

---

(1) Regnauld et Villejean, *Comptes rendus de l'Académie des sciences*, 1885.

(2) Berthelot et Arm. Moreau, *Annales de chimie*, 1866.

que l'industrie arrive à trouver un moyen pratique de le débarrasser de ce corps dangereux. Pour arriver à ce résultat, M. Layet a proposé de faire passer le gaz dans une solution de protosels de cuivre.

M. Bruneau en faisant respirer à des cobayes un mélange d'air et de propylène, C^3H^6, a reconnu que ce gaz est inerte et que sa toxicité est nulle; puis il a fait respirer à des chiens des mélanges titrés d'air et de gaz de l'éclairage composés dans un cylindre de 500 litres : les animaux trachéotomisés étaient fixés sur une table; au moyen d'un système à double soupape, ils inspiraient l'atmosphère viciée par un tube plongeant dans le milieu du cylindre et expiraient par un autre tube s'ouvrant à sa partie inférieure.

M. Bruneau a démontré que 5 p. 100 du gaz dont il s'est servi ont suffi pour produire la mort.

« L'analyse du sang au moyen de la pompe à mercure, par le procédé de M. Gréhant, ajoute, dit-il, un nouvel argument indiscutable aux arguments qui démontrent que le gaz de l'éclairage doit son pouvoir toxique à l'oxyde de carbone qu'il contient. Le sang normal pouvait absorber de 20 à 24 p. 100 d'oxygène; celui des animaux intoxiqués n'en pouvait plus absorber que 6,66 p. 100.

« En traitant ce sang par l'acide acétique, l'hémoglobine se change en hématine et l'oxyde de carbone se dégage dans une éprouvette graduée; on y introduit une solution de protochlorure de cuivre. On reconnaît ainsi que $14^{cc},33$ d'oxyde de carbone se sont fixés sur les globules de 100 centimètres cubes de sang.

« L'élément toxique du gaz de l'éclairage est donc bien l'oxyde de carbone; cela ne saurait être mis en doute, et tous les auteurs qui se sont occupés de cette question sont unanimes sur ce point.

« Il faut donc éviter avec le plus grand soin de respirer du gaz de l'éclairage; il est bon de veiller à ce que le compteur soit fermé tous les soirs (1). »

Il y a quelques années, un magistrat fort connu à Paris fut victime du gaz de l'éclairage dans les circonstances suivantes : il avait fait placer un bec d'éclairage près de son lit pour lire le soir, et lorsqu'il voulait dormir il le mettait en veilleuse à l'aide d'un robinet régulateur; une nuit cette petite flamme s'éteignit; le gaz s'échappa par l'ouverture et le tua pendant son sommeil.

(1) Bruneau, thèse citée.

Le gaz, provenant de certaines houilles contenant des pyrites, entraîne des produits sulfurés, volatils, qui donnent naissance par la combustion à de l'acide sulfureux; cet inconvénient existe surtout en Angleterre, où les villes imposent aux Compagnies du gaz un minimum de produits sulfurés.

On a noté les effets corrosifs qu'exerce sur les tissus la formation subséquente de l'acide sulfurique, et l'on conçoit l'influence fâcheuse de ces corps sur les étoffes de diverses couleurs.

On a quelquefois signalé la présence de traces d'hydrogène arsénié, dans des cas où la houille contenait une petite quantité de pyrites arsenifères.

§ 3. *Recherches sur les produits de combustion du gaz de l'éclairage.* — Un des grands inconvénients de l'éclairage au gaz, c'est la grande quantité de chaleur qu'il fournit en brûlant et la viciation de l'air par absorption de l'oxygène et par les produits de la combustion.

D'après Hudelo, 1 kilogramme de gaz fournit en brûlant 10,269 calories et donne comme résultat $2^{kg},57$ d'acide carbonique et 2,043 de vapeur d'eau; en outre, les hydrocarbures fournissent une notable proportion de carbone.

D'après Dumas, un bec ordinaire, consommant en moyenne 160 litres par heure, absorbe dans ce temps 234 litres d'oxygène et donne $128^{lit},50$ d'acide carbonique et $169^{gr},660$ d'eau.

Les produits de la combustion du gaz concourent également à la viciation de l'air, mais ils ne présentent pas une toxicité considérable.

J'ai fait construire par Wiesnegg un appareil permettant de faire brûler le gaz et de recueillir les produits de combustion.

Un manchon cylindrique de verre porté par un socle métallique entoure un bec d'Argant muni d'une cheminée de verre; un couvercle métallique de laiton recouvrant le manchon de verre est uni par un long tube de laiton enveloppé d'un courant d'eau froide avec le ballon aspirateur; le socle supportant l'appareil est traversé par un tube à gaz terminé par un bec d'Argant et par un large tube qui conduit l'air nécessaire à la combustion autour du bec.

J'ai fait brûler 20 litres de gaz mesurés par un compteur spécial dans cet appareil; la flamme était maintenue régulière et bien éclairante par une aspiration suffisante, obtenue à l'aide d'une trompe de Golaz et d'une pompe aspirante agissant dans une grande cuve autour d'un sac de caoutchouc; les produits de la combustion du gaz et l'air entraîné ont rempli le sac dont le volume était égal à 200 litres environ:

Chez un chien du poids de $7^{kg},7$, on a pris du sang dans l'artère carotide; puis on a fait respirer à l'animal les gaz recueillis à l'aide d'un appareil à deux soupapes; au bout de 30 minutes, le sac a été vidé.

On prit aussitôt un second échantillon de sang.

100 centimètres cubes de sang normal ont absorbé $17^{cc},1$ d'oxygène; 100 centimètres cubes du second échantillon ont absorbé 16,5 d'oxygène; la différence $0^{cc},6$ indique une quantité d'oxyde de carbone très faible dans les gaz produits par la combustion; en faisant passer ces gaz à travers le tube à analyse, j'ai trouvé pour 2470 centimètres cubes d'acide carbonique recueilli et absorbé par la potasse 1 centimètre cube d'oxyde de carbone, proportion très petite et tout à fait négligeable.

Ainsi le gaz d'éclairage en brûlant dans un bec d'Argant ne donne pas d'oxyde de carbone, mais seulement une trace de ce gaz.

J'ai reconnu en outre que si l'on fait passer autour d'un bec d'Argant allumé, dans mon appareil, un mélange d'air et d'oxyde de carbone contenant 1 p. 100 de ce gaz, mélange très toxique, l'oxyde de carbone mélangé avec l'air brûle à peu près complètement et se transforme en acide carbonique, de sorte que l'air qui était très toxique peut être respiré par un animal sans produire d'accidents et sans qu'on puisse constater dans le sang la présence de l'oxyde de carbone.

La combustion du gaz de l'éclairage pourrait donc servir à débarrasser l'air employé à la combustion du gaz oxyde de carbone qu'il pourrait contenir.

En 1888 (1), j'ai repris l'étude des produits de la combustion du gaz de l'éclairage.

Pour recueillir les gaz résultant de cette combustion, j'ai employé un appareil analogue à celui que M. le professeur Brown-Séquard et M. d'Arsonval ont fait connaître et qui sert à rejeter au dehors les produits de la respiration de l'homme.

Au-dessus d'un bec d'Argant en combustion, je soutiens avec un support métallique un entonnoir de métal dans l'intérieur duquel pénètre l'extrémité du verre de la lampe ; la partie rétrécie de l'entonnoir, qui a 5 centimètres de diamètre, est unie à frottement avec un tube de laiton recourbé à angle aigu presque droit, environné d'un manchon réfrigérant à eau froide

____

(1) Gréhant, *Comptes rendus de la Société de biologie,* 1888.

et communiquant par une extrémité olivaire avec un tube en T et avec le tuyau d'aspiration d'une trompe de Golaz de 5 millimètres. Dans ces conditions, la combustion du gaz se fait bien, mais le volume gazeux entraîné par la trompe est inférieur à celui des produits de la combustion, qui s'échappent en partie par la base de l'entonnoir.

Mettant en communication l'une des branches du tube en T avec le tuyau d'aspiration d'une pompe à mercure, je recueille dans une cloche graduée pleine de mercure un certain volume de gaz, aspiré par la pompe ; l'analyse est faite par la méthode ordinaire : l'acide carbonique est absorbé par la potasse sur le mercure ; l'oxygène est déterminé dans l'eudiomètre à eau après addition d'hydrogène et de gaz de la pile.

100 centimètres cubes de gaz contenaient :

Acide carbonique .... $5^{cc},8$
Oxygène.......... .. .. $9\ ,6$
Azote .... $84\ ,5$

Ces gaz renferment une telle quantité d'acide carbonique que leur introduction dans les poumons de l'homme ou d'un animal diminuerait de beaucoup le chiffre de l'acide carbonique exhalé normalement.

En outre, la proportion d'oxygène absorbé

est égale à 20,8 — 9,6 ou à $11^{cc},2$ d'oxygène ;
ce grand volume d'oxygène, emprunté à l'air par
la combustion des carbures d'hydrogène et par
l'hydrogène contenus dans le gaz, est, comme
le montre l'analyse, à peu près double du volume
d'acide carbonique produit.

Il y aurait donc un grand avantage, au point
de vue de l'hygiène, à faire échapper au dehors
les produits de la combustion du gaz, et une
disposition très simple permettrait d'obtenir ce
résultat.

Au lieu de mettre l'entonnoir métallique en
rapport avec une trompe, j'ai fixé simplement
au-dessus un tuyau de tôle de 1 mètre de
hauteur : il s'est produit dans le tuyau une
circulation active des gaz provenant de la combustion et de l'air entraîné ; j'ai introduit dans
le tuyau, vers sa partie moyenne, un tube de
verre qui était uni avec la pompe à mercure et
j'ai aspiré lentement une portion du mélange
gazeux qui renfermait :

Acide carbonique...........	$1^{cc},3$
Oxygène....................	18 ,6
Azote	80 ,1
	100 ,0

La comparaison des deux analyses montre
que cette fois le mélange des produits de com-

bustion et de l'air entraîné contenait 1,3 d'acide carbonique, c'est-à-dire environ quatre fois moins que dans l'expérience précédente; par un calcul très simple, on trouve que 100 litres de gaz provenant du bec d'Argant ont entraîné 346 litres d'air extérieur.

La ventilation est ainsi exactement mesurée, et il est évident qu'il serait utile et facile de l'établir dans les salles qui sont éclairées et chauffées par le gaz.

§ 4. *Recherche dans le sang des produits de la combustion du gaz de l'éclairage.* — Nous avons vu que les produits de la combustion du gaz recueillis directement renferment de 5 à 6 p. 100 d'acide carbonique et seulement 9 à 10 p. 100 d'oxygène; je me suis demandé quel changement ce mélange gazeux exerce sur la composition des gaz du sang, lorsqu'on le fait respirer à un animal.

100 centimètres cubes de sang de l'artère carotide d'un chien contenaient :

$$
\begin{array}{ll}
\text{Acide carbonique} \dots\dots\dots\dots & 42^{cc},5 \\
\text{Oxygène} \dots\dots\dots\dots\dots & 17\ ,8 \\
\text{Azote} \dots\dots\dots\dots\dots & 1\ ,8 \\
\end{array}
$$

On fit respirer pendant 23 minutes les produits de combustion du gaz de l'éclairage recueillis dans un grand sac de caoutchouc aspirateur.

100 centimètres cubes de sang artériel renfermaient :

Acide carbonique............	$43^{cc},7$
Oxygène....................	$12 \ ,6$
Azote......................	$1 \ ,8$

Ainsi la proportion d'acide carbonique a peu varié dans le sang, elle s'est accrue seulement de $1^{cc},2$, tandis que la proportion d'oxygène a diminué de $5^{cc},3$.

Dans une autre expérience, on fit communiquer directement l'entonnoir métallique placé au-dessus d'un bec d'Argant et suivi d'un long tube de métal enveloppé d'un courant d'eau froide avec une soupape d'inspiration à eau, la soupape d'expiration s'ouvrant dans l'air. On fit d'abord l'extraction des gaz du sang artériel, et on fit respirer par une muselière de caoutchouc le mélange résultant de la combustion du gaz pendant une heure : on prit chez l'animal un second échantillon de sang dont les gaz furent extraits ; les résultats suivants rapportés à 100 centimètres cubes de sang ont été obtenus :

1re extraction.		2e extraction.
$50^{cc},8$	Acide carbonique.....	$56^{cc},3$
26	Oxygène.............	$17 \ ,2$
$1 \ ,8$	Azote	$1 \ ,8$

Chez l'animal qui a respiré pendant une heure les produits de combustion du gaz, 100 centimètres cubes de sang artériel renfermaient en plus 6cc,3 d'acide carbonique et 8cc,8 d'oxygène en moins ; il y avait donc une grande diminution dans le contenu du sang artériel en oxygène ; il y avait *anoxyhémie*, état du sang que présentent, suivant les recherches de M. le Dr Jourdanet, les habitants des régions élevées du globe, anoxyhémie qui se démontre aussi dans le sang des animaux qui ont été soumis par Paul Bert à l'action de l'air raréfié.

En faisant arriver dans le second échantillon de sang un excès d'acide acétique et en portant le bain d'eau à 100°, je n'ai pas obtenu la moindre trace d'oxyde de carbone, ce qui prouve que la combustion dans un bec d'Argant transforme complètement en acide carbonique l'oxyde de carbone que le gaz de l'éclairage contient en forte proportion.

§ 5. *Action physiologique des gaz produits par une combustion incomplète du gaz de l'éclairage.* — En continuant, au point de vue physiologique, l'étude des produits de combustion, j'ai placé dans une petite chambre vitrée d'une capacité de 12 mètres cubes un brûleur de Bunsen que j'ai allumé de manière que la combustion du gaz de l'éclairage ait lieu par le bas et produise de l'acétylène, gaz que **M.** Berthelot a obtenu par synthèse et qu'il a étudié si complètement.

Pendant que la combustion avait lieu, j'ai isolé chez un chien l'artère carotide et j'ai extrait des gaz du sang normal; ils renfermaient pour 100 centimètres cubes de sang : $44^{cc},2$ d'acide carbonique; 19,5 d'oxygène.

On a placé une ligature sur le bout central de l'artère et on a injecté de l'eau dans le tube de verre fixé dans le vaisseau, afin de pouvoir plus tard reprendre du sang, sans qu'il se soit formé de caillot.

L'animal a été introduit dans une cage placée au milieu de la chambre, quand le bec de gaz brûlait depuis 40 minutes : l'air confiné avait une odeur désagréable et très piquante caractéristique de l'acétylène.

Au bout de quelques minutes, l'animal s'est couché; au bout d'une heure, on frappait au carreau et le chien ne relevait même pas la tête; au bout de 1 h. 20 m., l'animal aboyait d'une manière plaintive.

Après un séjour d'une heure et demie, on a enlevé de la cage et de la chambre le chien qui était très abattu; on l'a porté au dehors, et en 4 minutes environ, on a découvert l'artère et pris un second échantillon de sang artériel dont on a extrait les gaz :

100 centimètres cubes de sang ont donné : 30cc,3 d'acide carbonique ; 6 centimètres cubes d'oxygène.

Comment expliquer une si grande diminution dans le contenu en oxygène du sang artériel, qui était pourtant d'un rouge vif? Mes expériénces antérieures m'ont fait soupçonner dans le sang la présence de l'oxyde de carbone qui a été démontrée par le procédé que j'ai décrit et que j'ai déjà employé bien souvent :

Dans le récipient contenant le sang privé de gaz et qui a été chauffé à 40° seulement, j'ai fait arriver de l'acide acétique à 8° et j'ai chauffé le bain d'eau à 100°; j'ai obtenu par les manœuvres de la pompe un gaz qui, débarrassé d'un peu d'acide carbonique par la potasse, a donné, pour 100 centimètres cubes de sang, 20 centimètres cubes d'oxyde de carbone qui ont été absorbés par le protochlorure de cuivre dissous dans l'acide chlorhydrique.

Les produits de la combustion incomplète du gaz de l'éclairage renferment, comme l'indique M. Jungfleisch (1), de l'oxyde de carbone et du cyanhydrate d'ammoniaque.

____

(1) Jungfleisch, *Manipulations de chimie*, Paris, 1886.

L'expérience que j'ai faite sur l'animal vivant, a montré que la quantité d'oxyde de carbone dégagé par un seul bec de Bunsen brûlant par le bas pendant deux heures, dans une chambre de 12 mètres cubes de capacité, est suffisante pour oxycarboner le sang d'un chien, presque complètement, et pour mettre l'animal en danger de mort.

J'ajouterai qu'il ne faut plus répéter l'expérience dans les mêmes conditions, qui pourraient déterminer une explosion très violente; les produits de combustion incomplète du gaz, l'acétylène et l'oxyde de carbone donnant avec l'air un mélange détonant.

J'ai obtenu les mêmes résultats, mais cette fois sans aucun danger, en plaçant au-dessus du bec de Bunsen allumé par le bas un entonnoir métallique, et en faisant respirer directement par un chien, à l'aide d'un long tube en T à deux soupapes, les gaz qui résultent de la combustion incomplète.

§ 6. *Symptômes de l'empoisonnement par le gaz de l'éclairage.* — L'empoisonnement par le gaz de l'éclairage ne constitue pas un type unique, et on ne peut pas réunir dans un cadre absolu les symptômes auxquels il donne naissance; les différences d'âge, de sexe et de tempérament offrent au poison des résistances variables, de même que celui-ci pénètre en quantités également variables et dans des circonstances qui sont loin d'être identiques.

Néanmoins, on a réuni un certain nombre de phénomènes qui, toutes choses égales d'ailleurs, sont constants, et suivent une marche assez régulière, se supprimant ou se multipliant, selon que le milieu où se trouvent les gens est plus ou moins saturé, et arrive plus ou moins vite au degré de toxicité suffisant pour causer la mort.

Nous empruntons ce tableau à M. le Dr Bruneau (1) :

« Lorsque le gaz de l'éclairage, pur ou presque pur, pénètre tout à coup dans les poumons, les victimes tombent subitement comme foudroyées.

« Le plus souvent, les accidents graves sont précédés de phénomènes qui constituent de véritables prodromes et dont la durée et l'intensité sont liées aux circonstances qui déterminent la quantité de gaz qui pénètre dans les appartements : on voit apparaître un état de malaise et de langeur, de l'inappétence, de la

______

(1) Bruneau, *Empoisonnements par le gaz de l'Éclairage*. Paris, 1885, p. 49. *Annales d'hygiène*, 1887, 3ᵉ série, tome XVIII, p. 157.

céphalalgie, de l'insomnie, un affaiblissement profond, des étourdissements, des vertiges, des nausées et quelquefois des vomissements; les gens cherchent en vain à s'expliquer ce qu'ils éprouvent; tout se dissipe quand ils changent de milieu. Ces symptômes qui précèdent la perte de connaissance durent en général quelques jours, mais ils peuvent se prolonger.

« Pettenkoffer a rapporté un certain nombre d'observations où des empoisonnements incomplets ont été pris pour des affections pathologiques; un des cas les plus curieux est celui du doyen Türk de Munich.

« Depuis plusieurs jours il était malade et on avait diagnostiqué une fièvre typhoïde; il se trouvait plus mal quand la température baissait, et fut si mal un soir que l'on craignait qu'il ne mourût dans la nuit. Une dame, percevant l'odeur du gaz, insista pour l'emmener; dans la voiture qui l'emporta, il se trouvait déjà mieux, et bientôt il se remit. La chambre du doyen, toujours surchauffée, se refroidit, alors le gaz se dirigea vers l'appartement du voisin qui éprouva des symptômes analogues. Quelques jours après on découvrit une fissure dans la canalisation de la rue.

« A ces symptômes, parmi lesquels ne figurent ni la dyspnée ni la toux, succède un trouble profond de la motilité et des facultés intellectuelles; en un instant il y a perte totale de connaissance et prostration profonde des forces :

« La victime n'aurait qu'un cri à pousser pour être secourue, qu'un mouvement à faire pour briser un carreau et être sauvée, mais elle est réduite à l'impuissance.

« Ce phénomène est si soudain, que les personnes surprises dans un même accident ne peuvent se porter secours les unes aux autres; elles sont terrassées au même instant.

« Le système nerveux reste toujours le théâtre principal des symptômes, et pendant longtemps la respiration s'exécute sans trouble notable; vers la fin seulement elle s'embarrasse, le pouls qui, d'abord, était accéléré, devient de plus en plus lent, filiforme, irrégulier, intermittent, et la mort arrive avec tous les phénomènes de l'asphyxie.

« Pendant cette période, il se produit quelquefois des vomissements et des convulsions. Sa durée est plus ou moins longue suivant la résistance individuelle et le degré de viciation de l'atmosphère. Quand, le lendemain, on pénètre dans la maison, on trouve les uns morts et déjà refroidis, les autres dans l'état suivant : ils sont dans le collapsus; la peau est froide, le visage est pâle ou au contraire vultueux; la respiration est petite, irrégulière, ou bien rare, profonde, stertoreuse. Le pouls est filiforme, les pupilles sont rétrécies, les mâchoires serrées. On trouve le plus souvent des traces de vomissements; quelquefois il y a eu expulsion des urines et des matières fécales. L'immobilité est absolue, les facultés mentales éteintes.

« Ramenés à l'air, et sous l'influence de soins appropriés, ces malheureux reviennent à eux, mais il s'en faut qu'il en soit toujours ainsi et la mort vient quelquefois quinze ou vingt heures après. Les phénomènes morbides causés par le gaz de l'éclairage subsistent alors même que l'on a retiré les malades du milieu délétère, et montrent ainsi combien ils diffèrent de ceux qu'amène l'asphyxie non toxique.

« Dans des cas plus heureux, l'intelligence revient peu à peu, la respiration et le pouls ne tardent pas à se rétablir : dans la nuit qui suit l'accident, il y a de l'agitation, de la fièvre, une soif vive et des rêves pénibles.

« Les idées restent obtuses pendant quelques jours; on a noté également une diminution de la mémoire et de la difficulté de la parole.

« L'empoisonnement par le gaz de l'éclairage a donné lieu à des paralysies, qui ont persisté longtemps après la disparition de l'état aigu, à des troubles trophiques du côté de la peau et à des douleurs vives dans les membres, (Dr Bruneau). »

§ 7. *Lésions anatomiques.* — Les lésions caractéristiques de l'empoisonnement par le gaz de l'éclairage ne sont pas nombreuses, mais elles sont significatives; ce sont celles, du reste, que l'on retrouve dans l'empoisonnement par l'oxyde de carbone, et l'on peut affirmer, dans l'état actuel de la science, qu'il n'est aucun genre de mort donnant lieu aux apparences cadavériques que voici : on trouve ordinairement sur la peau des cuisses et du tronc des plaques rouges plus ou moins étendues.

« L'hémoglobine oxycarbonée ayant une couleur rouge, les organes, en général, présentent cette coloration qui, déjà appréciable à leur surface, devient plus remarquable quand on les incise.

« Les caractères vraiment indiscutables de cet empoisonnement se trouvent dans le sang; il est rouge clair, fluide et présente, au spectroscope, deux raies d'absorption, qui, tout d'abord, ne se distinguent pas nettement de celles que produit l'hémoglobine oxygénée. Mais tandis que les deux raies de cette dernière, sous l'influence d'agents réducteurs (sulfhydrate d'ammoniaque), se réunissent en une seule qui caractérise l'oxyhémoglobine réduite, les deux raies de l'hémoglobine oxycarbonée restent inaltérables et ne subissent pas l'influence de ces mêmes agents. Hoppe-Seyler a signalé, comme caractéristique du sang oxycarboné, la réaction qu'il présente quand on le traite par une solution concentrée de potasse. Si l'on ajoute un volume double de cette solution à une petite quantité de sang oxycarboné, déposée sur une cupule, on obtient une masse d'une coloration rouge cinabre. La même expérience, faite avec du sang normal, donne une masse de couleur foncée brun sale. On a signalé, dans le sang, la présence de vésicules d'air, dans les cas où il s'est développé simultanément de l'emphysème dans le tissu cellulaire.

« Les organes abdominaux sont congestionnés. L'intestin grêle, considérablement hyperhémié, est d'un rouge vif; nous avons toujours rencontré cette apparence sur nos animaux en expérience.

« Les méninges, surtout la première, et quelquefois la substance cérébrale elle-même, sont congestionnées : les enveloppes de la moelle sont également congestionnées, tandis que celle-ci paraît saine.

« Le cœur peut ne contenir que du sang liquide en quantité variable; d'autres fois on y trouve des caillots très mous et peu organisés. La muqueuse des conduits aériens peut prendre une coloration rouge, depuis la base de la langue jusque dans les dernières ramifications bronchiques; il est des cas où elle conserve son aspect ordinaire. On trouve dans la trachée et les bronches une écume blanchâtre, quelquefois rougeâtre, épaisse, à fines bulles. Dans les cas rapportés par Tourdes, la couleur gris rougeâtre de la surface pulmonaire contraste avec celle de sa coupe, qui est rouge vif, laissant échapper une grande quantité de sang et d'écume (Dr Bruneau). »

§ 8. *Conseils pratiques*. — Nous donnons en terminant quelques conseils qui intéressent les médecins, les architectes, et les consommateurs de gaz, c'est-à-dire tout le monde.

Dans la pratique, on ne se préoccupe pas assez de la viciation produite dans l'air par la combustion du gaz et qui détermine cependant du malaise, des phénomènes congestifs du côté de la face, et les modifications dans la composition des gaz du sang que j'ai démontrées.

On voit constamment à Paris des employés qui travaillent souvent toute la journée à la lumière du gaz et qui vivent ainsi dans un milieu vicié par la combustion et par la respiration ; on pourrait cependant établir, à peu de frais, une ventilation qui amènerait de l'air extérieur, et qui entraînerait les produits de combustion.

Il importe, dit le Dr Bruneau (1), de choisir, pour l'éclairage des appartements et surtout des ateliers où se tiennent une grande quantité de personnes, des becs brûlant le gaz aussi complètement que possible ; les becs à flamme plate (bec papillon) doivent être abandonnés pour les becs à double courant d'air.

Nous retrouvons pour le chauffage au gaz les mêmes inconvénients, dont l'intensité est si multipliée qu'elle oblige souvent à en repousser l'emploi.

De l'ensemble d'expériences faites par Hudelo (2), il résulte que les appareils de chauffage brûlent imparfaitement leur gaz, qu'ils ont un tirage insuffisant et qu'ils fournissent une humidité si considérable que l'air des appartements ne tarde pas à en être saturé, surtout en hiver, quand l'atmosphère extérieure est froide et humide.

(1) Bruneau, *Empoisonnement par le gaz de l'éclairage*, Paris, 1885, p. 66 et *Annales d'hygiène*, 3e série, 1887, tome XVIII, p. 171.

(2) Hudelo, *Des altérations de l'air des appartements par le chauffage au gaz* (*Annales d'hygiène*, 1876, tome XLIV, p. 528).

Les appareils employés dans les cuisines sont en général des fourneaux portatifs, que l'on place sans avoir pris soin d'établir un tirage pour entraîner les produits de la combustion; ces produits sont d'autant plus considérables que le gaz a souvent une combustion incomplète.

De plus, les cuisines sont ordinairement mal ventilées et les appareils détériorés ou mal disposés.

En outre, le tuyau d'amenée, qui est le plus souvent en caoutchouc, s'use vite, se fissure rapidement et se laisse facilement traverser par le gaz qui y est enfermé sous pression.

Ces conditions mauvaises causent des accidents, qui sont presque tous de l'ordre médical (*céphalalgie, anorexie, anémie*), et qui sont dus à l'oxyde de carbone absorbé à petites doses.

Le docteur Arnozan (1) a signalé plusieurs faits qu'il a eu l'occasion d'observer chez les personnes qui ont à se servir habituellement du gaz pour la cuisson des aliments.

Enfin, il s'est produit quelques accidents de brûlures occasionnés par l'explosion d'un mélange détonant au moment où l'on ouvre le robinet du gaz pour l'allumer.

(1) Arnozan, *Accidents par l'emploi du gaz* (*Annales d'hygiène*, 1885, t. XIV, p. 108).

Pour obvier à ces inconvénients, il est nécessaire d'établir un tirage suffisant au-dessus des fourneaux à gaz et une bonne ventilation dans les cuisines; il faut avoir la précaution de placer les appareils sous une hotte pour aspirer les produits de la combustion.

Dans les fourneaux de cuisine, le gaz devrait *brûler au bleu,* comme dans le bec Bunsen, et cela par raison de propreté, d'économie et de salubrité.

Il faut veiller aussi à ce que les tuyaux de caoutchouc ne laissent pas échapper le gaz, et prendre soin de fermer le premier robinet d'amenée du gaz qui les commande quand on ne se sert plus de l'appareil, au lieu de fermer seulement les robinets des appareils. De plus, les tubes en caoutchouc s'usant très vite, il est indispensable de les remplacer fréquemment.

Les lampes électriques à incandescence échauffent peu l'air et ne donnent pas de produits de combustion (1); elles sont maintenant souvent employées pour l'éclairage des salles

(1) Voyez, Javal, *De l'éclairage électrique au point de vue de l'hygiène de la vue (Annales d'hygiène,* 1881, t. VI, p. 524). — Mengeaud, *Des lampes électriques à incandescence dans leurs rapports avec l'hygiène de la vue (Ann. d'hyg.,* 1884, t. XI, p. 100). — Mauthner, *Action de la lumière électrique sur la vue (Ann. d'hyg.,* 1885, t. XIV, p. 109, et 1887, t. XVII, p. 297.

de spectacle, dans lesquelles on se trouve beaucoup mieux que dans les salles éclairées et chauffées par le gaz, dont l'air est vicié et porté à une température beaucoup plus élevée que l'air extérieur.

ART. 2. *Asphyxie par la braise de boulanger.*

J'ai fait percer un trou au fond d'un creuset de terre et j'ai placé dans l'intérieur du creuset, vers la partie moyenne, une petite grille de fer supportant 10 grammes de braise de boulanger, qui a été allumée à l'aide d'un bec de Bunsen.

Les produits de la combustion ont été recueillis à l'aide d'un cône de laiton qui communiquait par un tube réfrigérant avec un grand sac de caoutchouc placé dans une cuve en zinc d'une capacité de 600 litres environ, fermée par un couvercle portant un cadre rectangulaire de zinc enfoncé dans une rainure pleine d'eau; à l'aide d'une trompe à eau de Golaz, on diminuait la pression de l'air autour du sac de caoutchouc, qui devenait aspirateur et qui recevait les produits refroidis de la combustion de la braise.

J'ai introduit dans le sac un certain volume d'oxygène pur, pour remplacer la portion

— *La lumière électrique dans les théâtres* (Ann. d'hyg., 1888, t. XIX, p 572).

de ce gaz qui avait servi à la combustion.

On fit respirer à un chien du poids de $10^{kg},5$ par une muselière de caoutchouc et par un tube à deux soupapes le mélange gazeux : les expirations avaient lieu dans l'air; au bout de 24 minutes l'animal mourut.

La capacité respiratoire du sang normal était égale à 27,5; celle du sang intoxiqué est tombée à 5,5; donc, 100 centimètres cubes de sang avaient fixé 27,5 — 5,5 ou 22 centimètres cubes d'oxyde de carbone.

J'ai ajouté à cette preuve physiologique de la présence de l'oxyde de carbone en grande quantité dans les produits de la combustion de la braise de boulanger une preuve chimique, en faisant passer les produits gazeux à travers un tube à oxyde de cuivre chauffé au rouge, précédé de barboteurs à potasse et à eau de baryte, et suivi de barboteurs à eau de baryte.

J'ai transformé, dans le gaz privé complètement d'acide carbonique, l'oxyde de carbone non absorbé par la potasse en acide carbonique qui est absorbé par l'eau de baryte à la suite du tube à combustion, et j'ai reconnu que 10 grammes de braise, en brûlant dans l'air, ont donné 2 litres d'oxyde de carbone, quantité qui explique les accidents toxiques observés chez l'animal.

Art. 3. *Le tabac à fumer.*

§ 1er. *Expériences.* — J'ai fait brûler du tabac à fumer ordinaire dans une pipe dont le tuyau était uni par un tube enveloppé d'un courant d'eau froide avec le ballon aspirateur : les gaz provenant de la combustion de 20 grammes de tabac ont été additionnés d'oxygène.

Chez un chien du poids de 19 kilogrammes, j'ai pris du sang dans la veine jugulaire; j'ai fait ensuite respirer l'animal directement dans le ballon, sans soupapes.

23 minutes après, il y eut arrêt du cœur et des mouvements respiratoires; 100 centimètres cubes de sang normal ont absorbé 19cc,1 d'oxygène, tandis que 100 centimètres cubes de sang intoxiqué ont absorbé seulement 5 centimètres cubes d'oxygène; par suite, 14cc,1 d'oxyde de carbone avaient été fixés par le sang.

L'analyse chimique, à l'aide de l'appareil à combustion, a montré que 20 grammes de tabac, en brûlant, ont donné 1lit,64 d'oxyde de carbone et 3lit,8 d'acide carbonique.

La présence d'une grande quantité d'oxyde de carbone dans la fumée de tabac étant démontrée, j'ai cherché si l'on peut constater chez le fumeur l'absorption de ce gaz par le sang. En d'autres termes, *le fumeur absorbe-t-il de l'oxyde de carbone?*

Pour résoudre cette question, j'ai demandé à M. Périgord, actuellement docteur en médecine, de fumer successivement deux cigares, dans une chambre voisine du laboratoire, en conservant le rythme normal des mouvements respiratoires; $8^{gr},4$ de tabac ont été brûlés en 1 h. 14 m.

Aussitôt après, M. Périgord a introduit dans la bouche un tube muni de deux soupapes, l'une servant à l'inspiration dans l'air, l'autre à l'expiration dans un grand sac de caoutchouc d'abord vidé d'air avec la trompe; 15 minutes ont suffi pour remplir le sac.

Comme j'ai démontré que l'oxyde de carbone, après un empoisonnement partiel, est éliminé en nature par les poumons, il en résulte que si, pendant qu'on a fumé le tabac, ce gaz avait été absorbé par le sang, on devrait en retrouver des traces dans l'air expiré, recueilli aussitôt qu'on a cessé de fumer.

Or, la recherche par l'oxyde de cuivre d'un volume d'air égal à 100 litres n'a pas démontré la moindre trace d'oxyde de carbone, le tube à baryte qui suit le tube à combustion est resté complètement limpide.

La même expérience a été répétée.

On a fait fumer deux cigares en 28 minutes, beaucoup plus vite; le poids du tabac brûlé a été de $8^{gr},75$, l'analyse chimique de l'air expiré n'a pas décelé la moindre trace d'oxyde de carbone.

Une troisième expérience a été faite dans des conditions différentes, auxquelles M. le Dr Moutier a bien voulu se soumettre.

Deux cigares ont été fumés en 34 minutes, mais la fumée a été avalée; 5 grammes de tabac ont été brûlés et ont produit de la fatigue, de la pâleur du visage, un assez violent mal de tête et même un certain trouble dans les mouvements de la locomotion.

Aussitôt après, le sac de caoutchouc a été rempli en 9 minutes par l'air expiré à travers l'appareil à deux soupapes. On a immédiatement fait passer les gaz recueillis à travers l'appareil à combustion; le barbotage a duré 48 heures.

Cette fois, le tube à eau de baryte, qui suit la colonne d'oxyde de cuivre, s'est troublé; il contenait un précipité de carbonate de baryte qui, décomposé par un acide dans un tube vide uni à la pompe à mercure, a donné $6^{cc},3$ d'acide carbonique correspondant à $6^{cc},3$ d'oxyde de carbone; tel était le volume de ce gaz dans l'air expiré dont le volume dépassait 150 litres.

Il y avait eu absorption d'une petite quantité d'oxyde de carbone, la fumée de tabac ayant été introduite à dessein dans les poumons ; on ne peut pas affirmer cependant que les accidents qui ont été observés étaient dus à l'oxyde de carbone, la fumée de tàbac renfermant de la nicotine et un certain nombre d'autres substances qui ont pu agir sur l'organisme.

Je conclus de ces expériences que, dans les conditions ordinaires, le fumeur ne paraît pas absorber d'oxyde de carbone, tandis que l'absorption de ce gaz a lieu, mais en petite quantité, lorsqu'on fume très vite en avalant la fumée.

J'ai pu, chez les animaux, obtenir un véritable empoisonnement en les faisant respirer à travers des cigares allumés successivement, ce qui faisait pénétrer nécessairement la fumée dans les poumons, en grande quantité.

Chez un chien dont la tête était couverte d'une muselière de caoutchouc unie à deux soupapes métalliques disposées l'une pour l'inspiration, l'autre pour l'expiration, j'ai réuni par un caoutchouc un cigare allumé avec la soupape d'inspiration ; l'animal était forcé d'inspirer à travers le tabac allumé, et ne rejetait au dehors par la soupape d'expiration qu'une partie des gaz qui avaient été introduits dans les poumons.

Dans ces conditions l'animal meurt après le

troisième ou le quatrième cigare; le sang ne peut plus absorber qu'un faible volume d'oxygène, il est fortement oxycarboné.

§ 2. *Observation*. — M. le Dr Vallin (1) a rapporté un cas curieux d'intoxication par la fumée du tabac. Nous le citons d'après lui.

« Au mois d'avril 1881, entrait dans mon service au Val-de-Grâce un jeune lieutenant d'une vigoureuse constitution qui, depuis un an, était sujet à des attaques d'angine de poitrine; les accès, d'abord rares, étaient devenus plus fréquents, puis presque journaliers, et le malade était très effrayé. Dès le lendemain de l'entrée de cet officier dans mon service, je pus assister à l'une de ses attaques : douleurs rétro-sternales atroces, avec engourdissement douloureux à la région gauche du cou, angoisse extrême, pâleur de la face, sueur froide, tendance à la syncope, respiration profonde, suspirieuse; lenteur marquée du pouls, 52 pulsations avec irrégularité et intermittences. Cet état d'anxiété précordial dure près de 20 minutes; le malade dit à plusieurs reprises qu'il va mourir. Puis la douleur se calme, la coloration de la face redevient normale; il ne reste

____

(1) Vallin, *Notes sur quelques accidents causés par le tabac (Annales d'hygiène*, 1882, tome IX, p. 345).

qu'un grand accablement et une tendance au vertige dans la position verticale, malaises qui persistent pendant encore une demi-heure.

Un premier examen ne m'avait révélé aucune lésion appréciable des orifices cardiaques, des gros vaisseaux ni des artères superficielles; il n'y avait aucun signe de goutte, d'arthritisme, ni de dyspepsie. J'étais donc fort embarrassé de rattacher ces accidents à leur véritable cause, lorsque je demandai au malade s'il avait l'habitude de fumer. — « Oh! Monsieur le docteur, me dit-il, je fumais beaucoup autrefois, mais le médecin. m'a recommandé de renoncer au tabac, et, depuis plusieurs mois, j'ai complètement cessé de fumer. »

Puisque, malgré cette suspension prolongée de l'usage du tabac, les accidents persistaient et prenaient même une gravité croissante. il fallait chercher ailleurs la cause de la maladie. Le diagnostic étiologique resta incertain pendant plusieurs jours. Par exclusion, je fus ramené à penser que le tabac, dont le malade disait avoir fait un grand abus, pouvait avoir joué un rôle dans la production des accidents; je sais que lorsqu'on est saturé, intoxiqué ou simplement influencé par le tabac, une ou deux cigarettes fumées dans la journée suffisent parfois à ramener les accidents; j'insistai pour savoir si notre malade ne fumait pas de temps en temps quelques cigarettes. « Non, me répondit-il, je n'ai pas fumé une seule cigarette depuis trois mois, et c'est pour moi une privation d'autant plus grande, que, chaque soir, mon frère, qui est officier dans le même régiment, et cinq ou six de mes camarades, se réunissent pour fumer, de 8 à 11 heures du soir, dans ma chambre qui est assez grande ; il est encore plus difficile de résister au désir de fumer, quand on est entouré de fumeurs, comme je le suis, chaque jour, soit au café, soit chez moi. »

Je fis remarquer à cet officier qu'il s'empoisonnait aussi bien avec la fumée des autres qu'avec la sienne propre ; que rien n'était plus pernicieux que de passer la nuit dans une chambre imprégnée de l'odeur du tabac ; qu'il eût été moins dangereux assurément de fumer lui-même un cigare en plein air, dans la rue, que de vivre pendant 10 ou 12 heures dans une atmosphère saturée de fumée. Le malade, d'ailleurs fort intelligent, n'avait pas fait cette observation ; et, chose plus curieuse, personne n'y avait songé autour de lui.

Aucun traitement n'avait encore été institué à l'hôpital ; après chaque repas, le malade descendait au salon de lecture, et, comme par le passé, séjournait plusieurs heures au milieu des fumeurs. Je lui prescrivis la promenade au grand air après le repas, je l'engageai à fuir avec un soin scrupuleux la moindre odeur de tabac. Le malade comprit la nécessité de ce changement de vie, et depuis ce jour il s'y conforma rigoureusement. Cet effort eut immédiatement sa récompense. Tandis que depuis plusieurs semaines il avait chaque jour une ou deux crises d'angoisse précordiale avec tendance à la syncope, ou même d'angine de poitrine très douloureuse, dès le lendemain la crise journalière fut très faible ; pendant les dix jours qui suivirent il n'y eut pas une seule attaque nettement caractérisée. L'amélioration fut tellement marquée que le jeune malade, plein d'ardeur et d'activité, ne voulut pas rester plus longtemps à l'hôpital et demanda à rejoindre son corps ; il connaissait désormais d'une façon certaine, disait-il, la cause véritable de sa maladie ; il n'avait nul besoin de se faire soigner davantage. J'avais recommandé à cet officier de m'écrire s'il survenait de nouvelles crises ; je n'ai plus eu de ses nouvelles, et j'ai lieu de croire que la suppression de la cause a amené la suppression définitive des accidents.

Ce cas rappelle assez bien les observations

faites par M. le Dr Gélineau sur des malades entassés dans un entrepont étroit, dont toutes les issues avaient été fermées pour se mettre à l'abri des coups de mer, pendant une tempête. Une sorte d'épidémie d'angine de poitrine se déclara parmi les matelots qui avaient fumé à outrance dans cette atmosphère confinée ; même ceux-là furent atteints qui n'avaient pas fumé, mais qui avaient respiré la fumée des autres. Les accidents cessèrent, d'ailleurs, au bout de peu de temps, par la suppression du tabac. »

§ 3. *Conseils pratiques.* — Fumez en plein air, fumez en marchant de manière à ne pas absorber de nouveau l'air imprégné de fumée que vous rejetez, comme cela a lieu, lorsqu'à la façon des Flamands, vous demeurez plongés dans l'intérieur des cafés et l'atmosphère des tabagies. Il existe un ordre qui interdit aux soldats de fumer dans l'intérieur des corps de garde, rien n'étant plus pernicieux que de respirer, surtout pendant le sommeil, un air empesté par la fumée de tabac.

Art. 4. *Les poêles sans tuyau.*

§ 1er. *Recherche physiologique sur les produits de combustion d'un poêle sans tuyau.* — J'ai fait apporter au laboratoire de physiologie du Muséum, au milieu d'une chambre d'une capacité de 45 mètres cubes, un petit poêle sans tuyau, muni d'un bain d'eau, dans lequel j'ai fait introduire 1^{kg},8 de charbon de bois non allumé et 200 grammes de charbon allumé versé à la partie supérieure, en tout 2 kilogrammes.

Dans la même chambre, on avait fait placer sur le sol une cage en fil de fer contenant un chien du poids de 12^{kg},5, à une distance du poêle égale à un mètre.

A la même distance, du côté opposé, était fixé un tube de verre communiquant par un long tube de caoutchouc avec un ballon aspirateur placé au dehors, qui devait servir à prendre un certain volume de gaz.

Les conditions de l'expérience de F. Leblanc étant ainsi réalisées, on observait l'animal à travers une vitre enchâssée dans la porte de la chambre.

Deux heures après le début de l'expérience, l'animal fut pris de vomissements, il se coucha et ne put se relever; on prit alors dans l'atmosphère de la chambre 4^{lit},800 d'air qui fut analysé par l'oxyde de cuivre chauffé au rouge et qui renfermait 1 p. 100 d'acide carbonique et 1 p. 500 d'oxyde de carbone.

3 h. 15 m. après le début de l'expérience, on enleva le chien, qui ne pouvait plus se tenir sur les pattes, et on prit rapidement du sang dans la veine jugulaire : le sang dilué, examiné au spectroscope, présenta les deux bandes d'absorption de l'hémoglobine qui persistèrent après l'addition du sulfhydrate d'ammoniaque; c'était du sang oxycarboné.

Le chien, porté au grand air, se rétablit.

Deux jours après, la même expérience fut répétée avec le même animal, mais on fit d'abord avec une sonde une prise de sang normal par la veine jugulaire du côté du cœur.

2 h. 1/2 après l'allumage du poêle qui avait reçu encore 2 kilogrammes de charbon de bois, on retira de la cage et de la chambre le chien qui resta couché et on fit en 3 minutes une seconde prise de sang.

La capacité respiratoire du sang normal était 23,2, celle du sang intoxiqué partiellement fut trouvée égale à 12,4; la différence 23,2 — 12,4 ou 10,8 indique le volume d'oxyde de carbone qui avait été fixé par 100 centimètres cubes de sang.

Le dégagement de ce gaz toxique par l'acide acétique bouillant a donné pour 100 centimètres cubes de sang 10^{cc},2 d'oxyde de carbone complètement absorbés par le protochlorure de cuivre.

Ce nombre, très voisin du précédent, confirme le résultat de la recherche.

On peut donc affirmer que, dans les conditions habituelles, la cheminée de la chambre étant ouverte, le tablier étant soulevé et l'air ne se renouvelant que très imparfaitement par les fissures des portes et des fenêtres, les produits de la combustion d'un poêle sans tuyau semblable à celui que j'ai employé, chargé avec 2 kilogrammes de charbon de bois, vicient une atmosphère dont le volume est égal à 45 mètres cubes, de telle sorte que les mouvements volontaires d'un animal deviennent impossibles et que la moitié environ des globules rouges du sang entre en combinaison avec l'oxyde de carbone.

Un milieu aussi vicié pourrait être mortel pour l'homme, surtout pendant le sommeil.

Ainsi mes expériences démontrent que les poêles sans tuyau doivent être abandonnés aussi bien que les braseros, appareils de chauffage aussi primitifs que dangereux.

§ 2. *Poêle sans tuyau alimenté avec le « ses=talit fuel* (1) »*. — On emploie en Amérique et en Angleterre un petit poêle très portatif dépourvu

____

(1) *Fuel* en anglais signifie *combustible*.

de tuyau, contenant un cylindre intérieur percé
de trous dans lequel on introduit les morceaux
d'un combustible spécial qui a reçu le nom de
sestalit fuel : c'est un aggloméré très léger
d'une composition complexe que l'on allume
au dehors, qui brûle lentement et qui répand
dans l'atmosphère de la chambre où l'on apporte le poêle, avec une certaine quantité de
chaleur, des produits de combustion que j'ai
soumis à la recherche physiologique de
l'oxyde de carbone, en répétant une expérience
tout à fait semblable à celle que j'ai décrite
dans le paragraphe précédent.

Dans une petite chambre vitrée du volume
de 12 mètres cubes attenant au Laboratoire
de physiologie générale du Muséum, j'ai fait
placer une cage renfermant un chien du poids
de $6^k,300$, auquel on avait pris par la veine
jugulaire, avec une sonde, un volume de sang
égal à 56^{cc}; on a fait apporter en même temps
dans cette chambre le poêle allumé au dehors;
47 minutes après, l'animal est couché dans la
cage; on frappe au carreau, le chien ne relève
pas la tête; deux heures et demie après le début
de l'expérience, on fait retirer l'animal de la
cage et on prend un second échantillon de
sang; on fait replacer le chien dans la cage et
on fait introduire dans le poêle 1 kilogramme

de charbon. Le lendemain matin, à dix heures et demie, le chien vivait encore, mais il paraissait malade ; le poêle a été rechargé avec $1^k,150$ de sestalit fuel ; à une heure vingt minutes on trouve l'animal mort. On ouvre le thorax et l'abdomen : les muscles, le foie, le sang, sont d'un rouge vif ; un trocart à robinet enfoncé dans la veine cave inférieure donne écoulement à du sang rouge, qui est recueilli dans un flacon et défibriné.

On mesure la capacité respiratoire de chaque prise de sang :

Premier échantillon de sang.	$23^{cc},4$
Deuxième — —	16
Troisième — —	$12^{cc},5$

Ainsi le sang, pris deux heures et demie après le début de l'expérience, contenait $23,4 - 16 = 7^{cc},4$ d'oxyde de carbone fixé ; le sang, pris après la mort de l'animal, renfermait $23,4 - 12,5 = 10^{cc},9$ d'oxyde de carbone fixé ; le gaz a été dégagé du sang par l'acide acétique à $100°$ et on l'a vu brûler dans l'obscurité avec une flamme bleue.

J'ajouterai que l'analyse eudiométrique de l'air de la chambre, aspiré par un long tube de plomb avec la pompe à mercure, a donné deux heures après le début de la combustion pour

100 volumes de gaz, 50 d'acide carbonique et 20,5 d'oxygène au lieu de 20,8 ; le lendemain, vingt-deux heures après le début de la combustion, j'ai trouvé pour 100 volumes, $1^{cc},4$ d'acide carbonique et 19,4 d'oxygène au lieu de $20^{cc},8$ ou 1,4 d'oxygène en moins.

Je conclus de cette expérience, que j'ai faite en janvier 1890, que l'usage d'un pareil mode de chauffage doit être interdit, car si l'oxyde de carbone produit dans une chambre ayant des dimensions assez petites, 12 mètres cubes, a pu causer la mort d'un chien qui avait subi deux pertes de sang, il ne faudrait pas croire que dans une chambre de plus grandes dimensions, la proportion du gaz toxique dégagé devenant moindre pourrait être négligée ; mes expériences d'absorption ont démontré que même dans une atmosphère qui contient seulement $\frac{1}{2000}$ et même $\frac{1}{4000}$ d'oxyde de carbone, le sang absorbe une notable quantité de ce gaz, et il est évident que le médecin hygiéniste doit condamner tout appareil de chauffage qui dégage de l'oxyde de carbone dans l'air que nous respirons.

Art. 5. *Les poêles mobiles.*

Actuellement, on emploie beaucoup les poêles mobiles de différents systèmes.

§ 1er. *Le poêle Choubersky*. — Le poêle le plus connu, sinon le meilleur, est celui de M. de Choubersky.

M. de Choubersky n'a pas, à proprement parler, *inventé* l'appareil qui porte son nom; il a seulement modifié, avec beaucoup de bonheur, le petit poêle que M. Joly avait déjà exposé en 1867. Mais le premier, il a présenté au public un petit appareil usuel en tôle, qui, disait-il, avait le triple avantage de donner une chaleur considérable, de brûler fort peu de combustible et d'être transportable d'une pièce dans l'autre.

Véritablement le poêle Choubersky, fixé sur des roulettes, pouvait facilement se transporter, chauffait beaucoup et dépensait peu. Même il suffisait de le garnir une première fois au commencement de l'hiver, et régulièrement matin et soir, pour qu'il brûlât pendant une saison entière, sans s'éteindre jamais.

Le poêle mobile consiste en un cylindre à double enveloppe concentrique; la partie antérieure est occupée par une colonne de coke en petits fragments et l'autre partie, qui communique par le haut avec la première, laisse redescendre les gaz provenant de la combustion jusqu'à un tuyau de sortie fixé assez bas dans les flancs du poêle et mis en communication avec une cheminée ordinaire d'appartement. Le cylindre se charge par la partie haute et est ensuite bouché au moyen d'un couvercle pesant qui s'enfonce dans une rainure pleine de sable fin.

On allume le poêle en plaçant dans le cendrier, à la base de la colonne de coke, une pelle à jour remplie de charbon de bois incandescent.

Voyons maintenant ce qui se passe à l'intérieur de l'appareil, quand il est en marche :

« Les gaz produits par la combustion, dit M. Boutmy (1), traversent la colonne de coke assez élevée que renferme le poêle et redescendent ensuite entre les deux enveloppes pour gagner le tuyau de sortie qui les conduit dans la cheminée. Cette disposition particulière, qui crée le caractère d'originalité de l'appareil, permet jusqu'à un certain point de l'assimiler à un siphon dont la branche la plus longue serait le cylindre brûleur, et la branche la plus courte l'enveloppe extérieure munie de son tuyau. Les gaz produits dans le brûleur, forcés à une marche descendante dans la moitié de leur parcours, s'échappent avec lenteur par le trou de sortie. Il résulte de là que le tirage est très faible et que la plus grande partie de la

(1) Boutmy, *Le Poéle mobile, ses dangers* (*Annales d'hygiène publique et de médecine légale*, 1880, t. III).

chaleur produite restant dans la pièce, la colonne d'air restant dans la cheminée s'échauffe à peine. »

Ce poêle serait donc excellent s'il n'était dangereux. M. Boutmy a très clairement montré pourquoi il y avait lieu de craindre.

« Dans les foyers ordinaires, dit-il, le combustible brûle en présence d'un excès d'air et le carbone se convertit à peu près complètement en acide carbonique, corps irrespirable, il est vrai, mais non vénéneux, puisqu'on peut vivre encore dans une atmosphère contenant jusqu'à 23 p. 100 d'acide carbonique. Si, pour une cause quelconque, il y a refoulement partiel des produits de la combustion dans la pièce, il en résulte plutôt une incommodité qu'un danger, à moins que ce refoulement ne se prolonge assez longtemps.

« Au contraire, dans le poêle américain, l'acide carbonique produit étant forcé, pour s'échapper, de traverser une longue colonne de coke dont une partie est portée à une haute température, se transforme en oxyde de carbone, gaz éminemment toxique, puisqu'il suffit de $\frac{1}{400}$ de ce gaz dans l'atmosphère qu'on respire pour amener un véritable empoisonnement. Tant que le poêle américain est bien clos et que le tirage de la cheminée ne devient pas trop faible, l'oxyde de carbone est entraîné hors de la pièce où brûle l'appareil; mais il suffit que, par une cause quelconque et même pendant un temps assez court, la cheminée refoule au lieu d'aspirer pour que de graves phénomènes d'intoxication se produisent sous l'influence des gaz ramenés dans la pièce. Ce refoulement est d'ailleurs d'autant plus facile que les gaz qui s'échappent par le tuyau fixé aux flancs du poêle sont en quantité minime, que leur vitesse a été ralentie et leur température abaissée pendant le long trajet qu'ils ont eu à parcourir, et qu'enfin ils sont plus denses que l'air, toutes conditions qui s'opposent à ce qu'ils puissent facilement échauffer la colonne d'air que renferme la cheminée et lui imprimer un mouvement ascensionnel. »

Il existe d'autres cas que celui d'une interruption de tirage où les gaz délétères peuvent passer du poêle américain dans la cheminée. Par exemple, le mode de fermeture de l'appareil peut donner lieu à un échappement; le couvercle, en effet, vient s'enfoncer dans une rainure circulaire où se trouve une couche de sable fin. Ce mode d'obturation, suffisant quand l'appareil est nouvellement installé, devient rapidement inefficace, parce que, chaque fois qu'on enlève le couvercle, il entraîne avec lui une portion du sable obturateur et en rend bientôt la quantité insuffisante. Le dernier cas dans lequel des accidents d'intoxication peuvent avoir lieu est celui où les gaz, sortant par la cheminée d'une pièce chauffée par un poêle américain, redescendent par une cheminée voisine dans une autre pièce située à un étage différent. Ce mode de refoulement est très fréquent dans les villes comme Paris, où les tuyaux de sortie des cheminées, adossés aux mêmes murs, montent jusqu'au toit, accolés les uns aux autres, et débouchent à la même hauteur.

Les conclusions formulées par Boutmy, que nous venons de citer ou de résumer, ne sont pas seulement théoriques. Elles ont été confirmées par l'expérience. Boutmy lui-même a calculé que le tuyau de fumée contenait 16 volumes d'oxyde de carbone pour 100 volumes de gaz et d'oxygène ; et le Dr Vallin a établi que dans un poêle mobile, de modèle ordinaire, le tirage ne fait arriver au foyer que 4 mètres cubes d'air par kilogramme de coke brûlé, alors que cette quantité de combustible exige au moins 9 mètres cubes d'air pour que tout le carbone soit transformé en acide carbonique.

§ 2. *Les divers types de poêles mobiles.* — Les concurrents de M. de Choubersky, dit le Dʳ Duclaux (1), virent bientôt quel parti on pouvait tirer des imperfections de son appareil, et ils s'ingénièrent à construire des poêles inattaquables; mais ils ne semblent pas avoir réussi.

La vérité est que tous les poêles mobiles peuvent se ramener à trois types différents.

Le type Joly, perfectionné par Choubersky et d'où dérivent avec d'insignifiantes modifications le poêle alsacien, l'Irlandais, l'Élégant, le Richelieu, le calorifère Vallée, le Denoyelle, le calorifère scientifique, le poêle roulant à feu visible, le calorifère parisien, et quelques autres dont le nom m'échappe.

Ils se composent tous essentiellement d'une double enveloppe concentrique, dans laquelle le tirage se fait lentement.

Le « calorifère du docteur » est cependant un perfectionnement intéressant qu'il convient de signaler spécialement; il a été imaginé par M. Godefroy, chirurgien à l'hôpital civil de Versailles (fig. 17). « Les produits de la combustion ne peuvent pénétrer, dit l'inventeur, dans la pièce chauffée que par les ouvertures

(1) Duclaux, *le chauffage des appartements (Ann. d'hyg.*, 1885, t. XIII, p. 203).

de la cheminée et du poêle. La fumée peut
être refoulée de la cheminée vers la chambre;

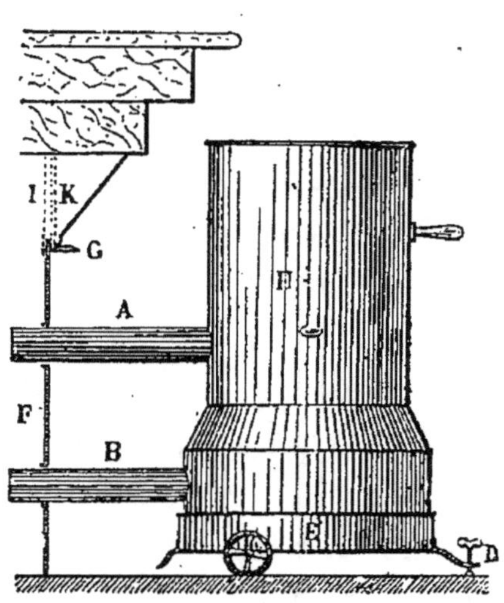

Fig. 17. — Poêle du docteur.

le poêle peut en
répandre par son
couvercle ou son
ouverture de pri-
se d'air, quand il
est trop plein des
gaz chauffés et
que le tuyau d'é-
chappement n'en
débite pas assez.
La cheminée qui
reçoit la fumée
du poêle par le
conduit ordinaire

peut être fermée; mais le foyer du poêle doit
rester ouvert vers la chambre pour y prendre
l'air destiné à la combustion. J'ai eu la pensée
de faire la prise de cet air dans la cheminée
même par un second tuyau qui la fait communiquer avec le foyer, afin de supprimer la
prise d'air dans l'appartement. La cheminée
et le poêle peuvent alors être hermétiquement
fermés, ce qui supprime toute possibilité. de
passage de gaz délétères dans la chambre. »

Ce résultat a été contrôlé par l'analyse chimique. M. Rabot, secrétaire général du con-

seil d'hygiène de Seine-et-Oise, a démontré (1) que le poêle américain fonctionnant dans une pièce, toutes précautions étant prises, laisse échapper quatre fois plus d'acide carbonique que l'air n'en contient, tandis que le poêle du docteur Godefroy n'a fait subir aucune modification à la même atmosphère.

Mais l'inconvénient de cet apparail est évidemment de supprimer la ventilation ordinaire de la pièce chauffée.

Un second type est celui du « poêle tubulaire ventilateur » qui, dit le prospectus, « chauffe en ventilant ».

C'est un poêle ordinaire à tirage rapide, autour duquel on a disposé dans une double enveloppe une série de tuyaux verticaux; ces tuyaux s'ouvrent (en haut et en bas) à l'air libre et n'ont avec le foyer aucune communication.

Mais l'air qu'ils renferment monte à mesure qu'il s'échauffe et se distribue dans les parties supérieures de la pièce, tandis qu'il est remplacé à la partie inférieure par de l'air froid.

Ce système n'est d'ailleurs qu'une modification de celui de Venderkelen (fig. 18), signalé à propos du congrès d'hygiène de Bruxelles

(1) Rabot, *Le Calorifère mobile du Dr Godefroy (Ann. d'hyg.*, 1882, t. VII, p. 59).

de 1876 par M. le Dr du Mesnil (1) et de celui de George.

Le troisième type est le poêle de M. Mousseron. Ce *brasero* se compose d'un foyer cylin-

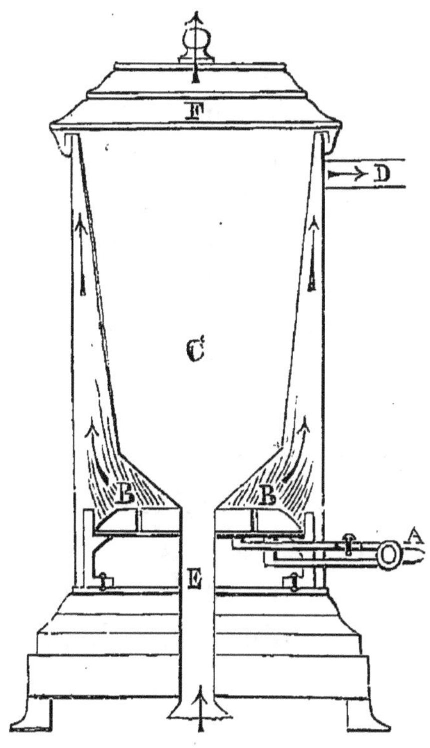

Fig. 18. — Poêle de Venderkelen.

drique en terre réfractaire, contenant le combustible et d'une grille circulaire sur laquelle s'emboîte un tuyau ou cloche centrale percée d'une infinité de trous. Une bouloire annulaire remplie d'eau est disposée au-dessus du foyer, « de manière, dit M Mousseron, que l'air chaud et le gaz acide carbonique, produits de la combustion, qui viennent frapper contre la calotte d'un couvercle disposé à cet effet, soient envoyés sur

(1) Du Mesnil, *Annales d'hygiène publique et de médecine légale*, 2e série, 1877, t. XLVIII, p. 438.

ce bain d'eau pour s'y dissoudre en partie et y perdre leurs effets nuisibles. » Et pas de tuyau! Les gaz se dégagent librement dans la chambre. C'est précisément, dit M. Mousseron, ce qui fait l'originalité de mon système. »

§ 3. *Dangers des poêles mobiles.* — Lorsque le tirage est bon et que les produits de combustion se dégagent complètement dans une cheminée et se déversent à la partie supérieure dans l'air ambiant, ces appareils commodes et économiques peuvent rendre des services.

Mais si, comme cela arrive bien souvent, les produits de la combustion, au lieu de s'échapper dans une cheminée, refluent par le bas et se répandent dans l'air que nous respirons, on se trouve dans les mêmes conditions que si l'on employait un poêle sans tuyau.

Avec ou sans tuyaux, les poêles mobiles ont occasionné un grand nombre d'accidents; cela est incontestable, et les exemples abondent maheureusement.

M. le Dr Leroy de Méricourt a signalé à la *Société de médecine publique* un cas à l'occasion duquel il a été appelé.

« Dans une famille dit-il (1), composée du

(1) Leroy de Méricourt, *Annales d'hygiène*, 1880, 3e série, t. III, p. 259.

père, de la mère et de deux jeunes filles, un *poêle
américain* était en fonction depuis plusieurs
semaines, sans qu'il parût en résulter rien de
fàcheux, lorsqu'*une nuit*, le père trouvant trop
élevée la température de la pièce où il était
couché, demanda que l'appareil fût placé dans
une autre pièce.

« Il fut monté dans une chambre voisine dans
laquelle étaient couchées la mère et les deux
jeunes filles. On régla sa marche à la petite
vitesse. Au bout de deux heures, les personnes
qui dormaient dans cette pièce furent prises de
troubles sérieux qui s'aggravèrent rapidement,
surtout chez la mère et l'une des deux jeunes
demoiselles. Les phénomènes étaient ceux de
l'intoxication par l'oxyde de carbone.

« Ces accidents furent traités énergiquement
et efficacement par un de mes confrères, qui,
par bonheur, habitait la même maison. Le matin
seulement, je fus appelé à constater les symptômes qui persistaient encore, et qui consis-
taient en céphalalgie atroce, vertiges, nausées,
pâleur de la face, anxiété respiratoire, anéantis-
sement.

« Le tirage de la cheminée de la pièce dans
laquelle le poêle avait été transporté devait être
incomplet, ou même se faire de l'extérieur à
l'intérieur de l'appartement : de là, accumula-

tion des gaz toxiques dans l'atmosphère de la chambre, d'autant plus dangereux qu'ils étaient respirés par des personnes endormies et qu'aucune circonstance ne venait à cette heure renouveler l'air de l'appartement.

« Je crois donc, sans vouloir porter le moindre préjudice à la vogue de cet appareil, qui offre de grands avantages, qu'on ne saurait trop vulgariser les précautions nécessaires à en assurer l'immunité.

« Tout d'abord, il est dangereux de le laisser séjourner pendant la nuit dans une pièce où on se livre au sommeil. En admettant que le tirage dans la journée se fasse bien, il peut se produire, pendant la nuit, à l'insu des personnes endormies, telle modification dans la température de l'air extérieur, que le courant soit renversé.

« Pendant la veille, l'odorat peut révéler le mauvais fonctionnement et prévenir les symptômes d'intoxication ; de plus, l'ouverture fréquente des portes, pendant le jour, dans un appartement habité, vient renouveler l'air et s'opposer à une impureté trop grande de l'atmosphère confinée.

« Cet appareil doit être exclusivement placé dans des locaux où l'on ne séjourne pas trop longtemps, tels que corridors, antichambres, salles à manger, et encore faut-il s'assurer que le tirage se fait convenablement. Quant à son emploi dans une chambre à coucher, pendant la nuit, il doit être sévèrement proscrit. »

Après M. Leroy de Méricourt, MM. Napias, Lagneau et Perrin (1) ont cité d'autres faits qu'ils avaient observés dans leur clientèle ;

M. Perrin demanda même à cette occasion que l'administration interdît désormais l'emploi des calorifères Mousseron et de leurs congénères.

En avril 1889, l'Académie de médecine, sur la proposition de l'un de ses membres, M. le Dr Lancereaux, s'est occupée de la question des poêles mobiles.

A cette occasion, mon savant ami, M. le Dr Laborde, a bien voulu rappeler les expériences que j'ai faites sur un poêle sans tuyau et que je viens de résumer. Il a fait remarquer avec raison que les poêles qui présentent un tirage incomplet peuvent répandre autour d'eux, dans l'air respiré à l'intérieur de la chambre ou de l'appartement, les déchets de la combustion parmi lesquels se trouve l'oxyde de carbone, le plus facilement diffusible et en même temps le plus dangereux.

(1) Napias, Lagneau, Perrin, *Annales d'hygiène*, 1880, t. III, p. 260.

M. Laborde rapporte plusieurs observations d'accidents produits par les poêles mobiles, et signale des accidents cérébraux très graves, consécutifs à l'action de l'oxyde de carbone, produits par ces appareils de chauffage : on a constaté souvent la perte plus ou moins complète de la mémoire, la perte d'un ou de plusieurs sens, notamment du sens de la vue et la perte des facultés intellectuelles.

Je crois qu'il n'est pas sans intérêt de transcrire ici les faits signalés par M. Laborde :

« 1° Un exemple remarquable de persistance des effets de l'intoxication, sous la forme d'un état profondément anémique, avec céphalalgie gravative constante, vertiges, anorexie, incapacité de travail, m'a été fourni par un de nos plus savants entomologistes, mon ami M. Mégnin, qui, il y a trois ans, éprouva des accidents graves, du fait d'un poêle mobile, à la mode, placé dans son cabinet de travail.

« Les accidents consécutifs, dont M. Mégnin a été victime, et dont il a eu grand'peine à se débarrasser, ont duré plus de six mois : il avait fini par en découvrir, fort heureusement, la

______

(1) J.-V. Laborde, *De l'intoxication par l'oxyde de carbone à propos de l'usage des poêles mobiles*, etc. Communiqué à l'Académie de médecine dans les séances des 2 et 9 avril 1889.

cause, dans l'existence d'une petite fissure du côté de la fermeture sablée du poêle, par laquelle se faisait un échappement constant d'oxyde de carbone, qui arrivait, à la longue, à adultérer l'atmosphère de la chambre, ainsi qu'en ont suffisamment témoigné les accidents en question.

« Particularité curieuse! M. Mégnin s'est débarrassé de son poêle en faveur du médecin, son collègue militaire, qui l'avait soigné : je dis « en faveur », espérant que ce confrère, ayant profité de l'avertissement, a su se mettre à l'abri du même danger.

« 2° Parmi les symptômes de l'intoxication oxycarbonée, l'on a cité, surtout depuis que la discussion est ouverte à ce sujet, dans le domaine cérébral, de l'*amnésie* ou perte plus ou moins complète, plus ou moins passagère de la mémoire, et la perte d'un ou de plusieurs sens, notamment du sens de la vue.

« Or, la sphère cérébrale peut être, en pareil cas, frappée d'une façon plus étendue et plus profonde, et de telle sorte que les phénomènes aboutissent à la *démence* véritable, complète et permanente, expression symptomatique du *ramollissement cérébral*.

« C'est ce dont témoigne clairement le fait suivant, dont je dois la communication cir=

constanciée à MM. les docteurs Raffegeau (1) et Bouchereau :

« Le 8 mars 1888, j'étais appelé, dit M. le docteur Raffegeau, vers 9 heures du matin, auprès de M. et Mme C..., âgés, l'un de soixante-sept ans, l'autre de soixante-cinq, la veille bien portants et que leur bonne avait trouvés privés de sentiment dans leur chambre à coucher, où se trouvait un poêle mobile.

« Fort heureusement on avait mandé aussitôt le savant médecin de Sainte-Anne, M. Bouchereau, ami de la famille, qui avait fait enlever le poêle et organisé les premiers soins. Je continuai donc à pratiquer la respiration artificielle et la flagellation du thorax avec des serviettes imbibées d'eau froide.

« Vers midi, Mme C..., qui est d'un tempérament lymphatique et d'un certain embonpoint, reprit peu à peu ses sens, et, dès le soir, elle pouvait nous donner quelques détails sur l'accident.

« Le poêle avait été chargé dans la soirée et la cheminée de la chambre, où on ne le mettait pas d'habitude, avait fort peu de tirage.

« Quant à son mari, qui, à l'inverse de

(1) M. Raffegeau a déjà communiqué le résumé de cette observation à la *Société médico-psychologique*, dans la séance du 25 février 1889.

Mme C..., était maigre et d'un tempérament nervoso-sanguin, ce n'est que vers 5 heures du soir qu'on put nourrir l'espoir de le sauver et de cesser l'emploi de la respiration artificielle, mais il resta plusieurs jours dans le coma et ne recouvra que lentement et successivement l'usage de ses sens, en commençant par la sensibilité générale et tactile. Le goût et l'odorat revinrent ensuite; enfin il put entendre et prononça quelques mots incohérents, mais les yeux restaient sans expression, il ne distinguait plus aucun objet.

« Ce ne fut qu'au bout de cinq ou six jours qu'il reconnut, à leur voix, sa femme et ses amis, mais un grand changement s'était opéré en lui : l'intelligence était obtuse et il ne se rendait nullement compte de ce qui s'était passé.

« On voit dès lors cet homme, qui avait eu un poste élevé dans une grande administration et dont le commerce avait toujours été des plus agréables, perdre ses habitudes de propreté et de décence, et, incapable d'aucun effort intellectuel, n'avoir plus d'autre préoccupation que de satisfaire ses besoins physiques. Sa vie devint presque entièrement végétative et il fallut le diriger comme un enfant.

« D'emblée, pour ainsi dire, M. C. avait donc été frappé de démence, et comme pour confirmer ce diagnostic, en même temps que se manifestaient des idées délirantes, bizarres, comme celle de prendre parfois sa femme pour sa sœur et de lui parler à elle-même de son récent mariage avec sa cousine ; il commença bientôt à avoir de l'embonpoint, et sa bonne mine fit l'admiration de tous ceux qui l'avaient connu jusque-là maigre et plutôt chétif.

« Mais pendant que toutes les autres fonctions organiques se régularisaient, la vue restait abolie ou à peu près.

« Un examen minutieux des yeux et de la fonction visuelle, par M. le Dr Kalt, chef de clinique à l'Hôtel-Dieu, fournit les résultats suivants :

« Aspect extérieur des globes normal ; — pas de parésie des muscles extrinsèques ; pupilles égales, moyennes, se contractant bien sous l'influence de la lumière ; — réflexe accommodateur faible.

« *A l'ophthalmoscope :*

« *Œil droit :* — Astigmatisme hypermétropique ; — staphylôme à la partie inférieure de la papille ; — disque papillaire uniformément rouge, légèrement voilé ; — artères normales, veines non tortueuses ; — pas de lésions rétiniennes.

« *Œil gauche* : — Choroïdite péripapillaire sénile; — teinte uniforme rouge de la papille rappelant son aspect dans l'amblyopie toxique; — artères un peu diminuées; — veines non tortueuses; — excavation du centre; pas de lésions rétiniennes; — hypermétropie légère.

« La vision paraît abolie dans la moitié supérieure des deux rétines : la moitié inférieure a conservé de chaque côté une vision qui permet au malade d'apercevoir les doigts de la main. Le rouge est nettement distingué dans cette portion supérieure du champ visuel, mais non le vert.

« La séparation de la portion voyante et de la portion insensible se fait dans chaque œil suivant une ligne à peu près horizontale. La macula reste comprise de chaque côté dans la zone amblyopique.

« L'existence de scotomes symétriques à forme d'hémianopsie inférieure nous permet de localiser dans les lobes occipitaux la lésion productive de l'amblyopie. Cette localisation est corroborée encore par l'apparition précoce de troubles intellectuels révélant des altérations corticales.

« Mais, d'un autre côté, il est probable qu'il y a eu en même temps dans la portion intra-crânienne des deux nerfs optiques, peut-être aussi da le cnshiasma, production de foyers de névrite rétrobulbaire centrale.

« Cette névrite partielle, qui atteint plus particulièrement les fibres se rendant à la région maculaire des deux rétines, est bien connue dans l'intoxication d'origine alcoolique, et elle présente un aspect ophtalmoscopique assez semblable à celui que nous avons décrit.

« Le scotome central, qui est la caractéristique de la névrite rétrobulbaire, ne peut pas, à la vérité, être révélé dans notre cas, en raison de l'étendue des scotomes hémianopsiques.

« La conservation du réflexe lumineux pupillaire s'explique fort bien par l'intégrité d'une bonne partie des fibres optiques reliant l'œil aux tubercules quadrijumeaux.

« L'irritation et la prolifération de la névroglie, entraînant une hyperémie du nerf, expliquent seules la rougeur observée sur les deux disques papillaires.

« En conséquence, M. Kalt conclut, d'après l'examen des yeux, à l'existence de lésions diffuses des lobes occipitaux, avec un certain degré de névrite interstitielle des deux nerfs optiques.

« Pour nous aussi, ajoute le docteur Raffegeau, il est évident qu'il existe des lésions centrales, et ce n'est pas la première fois que pareil fait se produit, puisqu'un auteur allemand, cité par M. Lancereaux, Dolchen (1) a rapporté, en 1882, six observations de ramollissement cérébral consécutif à l'intoxication par l'oxyde de carbone.

« La première est celle-ci :

« Deux époux sont asphyxiés accidentellement par un poêle.

« Le mari, en observation pendant sept semaines, en est quitte pour un léger malaise.

« Mais la femme, âgée de trente-sept ans, est plus gravement atteinte. Elle reste d'abord deux jours sans connaissance.

« Huit jours après, ayant repris ses occupations, elle présente de l'hésitation de la parole. Le vingt-sixième jour, on observe l'état suivant : somnolence, apathie, raideur des membres, myosis, regard vague et fixe; selles involontaires, rétention d'urine. Quarante-cinq jours après son intoxication, elle succombe à une broncho-pneumonie, en présentant des eschares au sacrum.

« L'autopsie fait constater entres autres lésions deux foyers de ramollissement jaune, placés dans les corps striés, sans la moindre trace d'obstruction vasculaire.

« Dans les autres cas, la mort survint dans

(1) Dolchen, *Berlin. klin. Wochenschrift*, 26 juin 1882.

l'espace d'un mois après l'accident, et l'on. constata également à l'autopsie des foyers de ramollissement siégeant de préférence dans les couches optiques ou les corps striés. »

Nous devons à M. le Dr Gabriel Pouchet (1) la relation d'une affaire intéressante à plusieurs titres d'intoxication accidentelle par l'oxyde de carbone produit par un poêle mobile. Elle est un exemple de plus du danger qui existe lorsqu'on installe plusieurs tuyaux de fumée dans un même coffre de cheminée, et elle prouve que l'odeur spéciale et si caractéristique qui accompagne presque toujours les gaz émanés d'un foyer en combustion lente n'est pas toujours suffisante pour avertir à temps du danger de respirer dans une pareille atmosphère. Au point de vue médico-légal, elle a permis de démontrer un fait de la plus haute importance, à savoir, la présence de l'oxyde de carbone dans le sang d'un individu en voie de convalescence plus de soixante heures après l'époque probable de l'intoxication.

Le 27 janvier 1887, à neuf heures, deux individus, les nommés : 1° Gœttlinger Jacques,

(1) Gab. Pouchet, *Intoxication accidentelle par l'oxyde de carbone* (*Annales d'hygiène*, 1888, 3e série, tome XX, p. 361).

dix-huit ans, dessinateur ; 2° Riat Eugène, trente-deux ans, dessinateur, domiciliés tous deux en garni rue de Tourtille, 33, furent trouvés dans la chambre qu'ils occupaient ensemble, très malades et râlants. Gœttlinger décéda presque anssitôt : Riat fut transporté à l'hôpital Tenon. Il paraissait qu'il y avait eu empoisonnement, mais le toxique qui a provoqué cet empoisonnement n'a pu être reconnu. Dans tous les cas, on ne semblait pas se trouver en présence d'un crime, mais bien d'un empoisonnement, soit volontaire, soit accidentel.

M. le Dr Gab. Pouchet fut commis avec M. le professeur Brouardel, pour faire l'autopsie de Gœttlinger, examiner le malade transporté à l'hôpital Tenon et visiter le garni de la rue de Tourtille à l'effet de déterminer les causes de la mort de l'un et de la maladie de l'autre.

En ce qui concerne Gœttlinger (Jacques), le sang, examiné au spectroscope, montre le spectre de l'hémoglobine oxycarbonique — deux bandes obscures dans le voisinage des raies D et E de Frauenhofer, résistant à l'action des agents réducteurs.

« En ce qui concerne Riat, il a raconté, dit le Dr Pouchet, qu'il était sorti avec son camarade ; qu'ils étaient rentrés tard, mais bien portants et qu'ils s'étaient aussitôt couchés, puis endormis. Le malade ne se rappelle pas avoir eu d'étourdissements ou de vertiges. Ce récit est fait avec lenteur et difficulté.

« Un examen méthodique ne fait découvrir quoi que ce soit d'anormal ni aux poumons ni au cœur.

« Nous faisons placer sur la région lombaire une ventouse scarifiée, afin de nous procurer une petite quantité de sang que nous recueillons avec soin dans un tube à essai, et nous l'emportons pour en faire l'analyse spectroscopique. Cet examen nous fournit des résultats absolument précis. Au moment de son écoulement dans la ventouse, le sang était de couleur légèrement foncée. La quantité extraite était d'environ 6 centimètres cubes. Ce sang, dilué dans de l'eau distillée bouillie, nous a montré de la façon la plus nette le spectre de l'hémoglobine oxycarbonique, *et cela plus de soixante heures après l'intoxication.* Au bout de quinze heures, l'apparence spectrale n'avait pas changé sensiblement sous l'influence des agents réducteurs ; et le sang abandonné à lui-même, à la température du laboratoire, n'avait pas encore subi la putréfaction au bout d'une semaine.

« La faible quantité de sang que nous avons dû nous borner à prendre sur Riat ne nous a pas permis de faire l'extraction des gaz et de caractériser l'oxyde de carbone par ses réactions chimiques.

« Nous nous sommes transportés au n° 33 de la rue de Tourtille, à l'effet d'examiner la chambre dans laquelle habitaient Gœttlinger et Riat, afin de déterminer dans quelles conditions l'accident avait pu se produire.

« Nous fûmes conduits dans une chambre du premier étage, en face de la porte qui ouvre sur un couloir commun, éclairé par un châssis à tabatière, une fenêtre assez basse ; au milieu de la pièce une table couverte d'objets servant à dessiner ; à gauche de la porte, un lit encore défait ; enfin à droite un petit poêle de fonte dont le tuyau de fumée donnait dans un coffre de cheminée faisant saillie sur la paroi du mur.

« Après avoir sondé les parois de cette pièce et constaté que ce coffre de cheminée était bien le seul existant dans cette pièce, nous avons demandé à visiter les chambres voisines qui étaient au nombre de trois, la chambre habitée par Gœttlinger et Riat se trouvant sous la toiture de cette partie de l'immeuble.

« Rien de particulier dans les chambres latérales. Ni l'une ni l'autre ne possédait de poêle ou de cheminée appuyés sur la paroi mitoyenne avec la chambre habitée par Gœttlinger et Riat. Les parois étaient en bon état et non fissurées.

« Mais dans la pièce située au-dessous de la chambre habitée par Gœttlinger et Riat, pièce servant de boutique à un coiffeur, notre attention fut attirée aussitôt par la présence d'un de ces poêles à combustion lente, dit *poêle américain*, placé dans un des angles de la pièce et dont le tuyau de dégagement débouchait dans le plafond à une place correspondant à l'emplacement du coffre de cheminée que nous avons signalé dans la chambre de Gœttlinger et Riat.

« Le tuyau de ce poêle débouchait en effet dans le même coffre de cheminée, qui est d'ailleurs le seul existant dans cette partie de l'immeuble.

« Nous n'avons pas à exposer ici par suite de quelles circonstances l'oxyde de carbone, produit en abondance dans les poêles à combustion lente, a pu se répandre dans la chambre où sont venus se coucher Gœttlinger et Riat. Nous ferons seulement remarquer que la saison froide et le changement de température qui s'est produit à cette époque de l'année ont dû favoriser le refoulement de la cheminée dont la partie exposée à l'air libre se trouve précisément au-dessus du toit de la chambre occupée par Gœttlinger et Riat. La densité considérable des mélanges d'acide carbonique et d'oxyde de carbone émanés des poêles à combustion lente facilitait encore ce refoulement, et il y a lieu de s'étonner seulement que pareil accident ne se soit pas produit plus tôt.

« Dans tous les cas, cette disposition anormale explique l'accident qui s'est produit dans la nuit du 26 au 27 janvier, période pendant laquelle, de l'aveu même du coiffeur occupant cette boutique, *le poêle tirait mal* et s'est éteint.

« Nous concluons : 1° que la mort de Gœttlinger a été provoquée par une intoxication déterminée par l'oxyde de carbone.

« 2° Que la maladie de Riat a été provoquée par la même cause.

« 3° Que cette intoxication a eu pour cause la disposition vicieuse du coffre de cheminée dans lequel débouchait le tuyau de fumée du poêle destiné à chauffer la chambre habitée par Gœttlinger et Riat. »

Les conclusions précédentes ont été combattues dans le rapport de l'architecte expert, M. J..., qui opposait les arguments suivants :

1° L'analyse n'avait révélé dans les gaz extraits du sang de Gœttlinger que 2 pour 100 d'oxyde de carbone, tandis que M. Gréhant citait des expériences dans lesquelles des chiens dont les gaz extraits du sang renfermaient jusqu'à 10 pour 100 d'oxyde de carbone n'avaient pas succombé.

2° Gœttlinger était le plus vigoureux des deux individus qui habitaient la chambre, et il était mort, tandis que son camarade avait survécu.

3° Enfin, principal argument, les calculs établissaient, étant données les sections du coffre de la cheminée et celles des poêles, que le tirage devait être parfait, et cela d'autant plus que l'oxyde de carbone est plus léger que l'air.

L'architecte expert concluait à l'irresponsabilité du propriétaire de l'immeuble et se refusait à voir dans une intoxication oxycarbonique la cause de la mort de Gœttlinger et de la maladie de Riat.

En raison de ces affirmations, M. Gabriel Pouchet a cru devoir répondre par les considérations suivantes :

« La comparaison faite dans le rapport de M. l'architecte expert entre la proportion d'oxyde de carbone que nous avons retrouvée dans le sang de Gœttlinger et celle qu'à signalée M. Gréhant dans le sang de chiens empoisonnés avec de l'oxyde de carbone ne peut être faite sans des réserves si expresses qu'elle perd alors tout ce qu'elle semble au premier abord avoir d'importance.

« Il est nécessaire, en effet, de remarquer que la sensibilité des animaux d'une même espèce est très différente vis-à-vis de l'oxyde de carbone. Claude Bernard a maintes fois insisté sur ce fait que les substances toxiques exerçaient leur action d'une manière d'autant plus énergique que les individus sur lesquels elles agissaient étaient plus jeunes et plus vigoureux. L'oxyde de carbone n'échappe pas à cette observation. Le tableau même de M. Gréhant nous montre trois chiens chez lesquels la proportion d'oxyde de carbone est de 10 pour 100 des gaz contenus dans le sang et dont un est mort, tandis que deux ont survécu.

« En second lieu, il s'agit là d'intoxications effectuées rapidement, ce qui n'est pas du tout comparable avec ce qui a dû se passer pour Gœttlinger et Riat.

« En dernier lieu, et c'est là l'objection la plus importante, il existe une grande différence entre l'intoxication par un mélange d'air et d'oxyde de carbone et l'empoisonnement par un mélange d'air avec une grande quantité d'acide carbonique uni à une petite quantité d'oxyde de carbone, tel que le mélange gazeux qui s'échappe des poêles à combustion lente.

« Sous l'influence de l'acide carbonique en excès, l'absorption de l'oxygène par le sang est remarquablement moins forte et, en vertu de ce ralentissement de l'hématose, la proportion d'oxyde de carbone qui peut se fixer sur les hématies diminue aussi dans une notable proportion. Dans ce cas le phénomène est très complexe, car à l'action toxique propre de l'oxyde de carbone viennent se joindre l'obstacle apporté aux échanges gazeux par la présence de l'acide carbonique dans l'air inspiré, et l'effet d'une atmosphère confinée : il y a, à la fois, intoxication et asphyxie. Et le rôle de l'asphyxie, bien que secondaire, n'est certes pas négligeable, car cette asphyxie empêche la lutte de l'organisme pour l'existence et, par conséquent, l'élimination de l'oxyde de carbone.

« Que ce soit par l'asphyxie que débute la série des accidents, le sujet pourra, grâce à elle, résister à l'action d'une atmosphère énergiquement toxique ; si c'est, au contraire, l'intoxication qui ouvre la scène, l'asphyxie interviendra pour déterminer la mort avant que l'empoisonnement ne soit accompli.

« Il n'y a donc pas d'étroite analogie à établir entre des expériences faites sur des mélanges d'air et d'oxyde de carbone et celles que l'on peut réaliser avec les produits de la combustion d'un poêle à combustion lente, pas plus qu'il ne peut en être établi entre la proportion d'oxyde de carbone contenue dans le sang que l'on peut extraire à un animal en expérience, pendant la vie ou au moment même de la mort, et celle qu'il est possible de retrouver dans le sang d'un individu cinquante-trois heures au moins après sa mort et alors que les phénomènes de décomposition putride ont déjà commencé leur évolution.

« M. l'architecte s'appuie dans une partie de son rapport sur la densité de l'oxyde de carbone égale à 0,968 et, par conséquent, inférieure à celle de l'air; nous n'ignorons pas ce détail, mais nous savons aussi *par expérience* que le mélange de gaz issus d'un poêle Chouberski a une densité de 1,3 environ. Nous savons encore que ce mélange gazeux s'étend en nappe et se diffuse lentement dans l'atmosphère ambiante.

« Tous les auteurs sont d'accord pour signaler l'extrême toxicité de ces produits; ainsi M. Gréhant (1) cite l'expérience suivante. Il fait respirer à un chien les produits de la combustion, mélangés à de l'oxygène pur, de 10 grammes de braise de boulanger. Au bout de vingt-quatre minutes l'animal mourut : son sang

(1) Gréhant, *Absorption de l'oxyde de carbone par l'organisme vivant (Ann. d'hyg.*, 1879, 3ᵉ série, t. I, p. 97).

avait absorbé 22 centimètres cubes d'oxyde de carbone, quantité évaluée en fonction de la capacité respiratoire du sang avant et après l'intoxication. Notons ici que, dans toutes ces expériences, M. Gréhant ne dose pas l'oxyde de carbone par extraction du sang, mais bien par la différence entre les capacités respiratoires, ce qui donne des résultats fort différents en chiffres absolus (1).

« De plus, l'autopsie de Gœttlinger n'a pu être faite que cinquante-trois heures au moins après la mort et le sang n'a pu être soumis immédiatement à l'analyse.

« Toutes ces conditions se réunissent pour faire de la quantité d'oxyde de carbone trouvée à l'analyse un très faible minimum.

« En résumé, et comme l'ont certainement prouvé l'autopsie et les recherches toxicologiques, la mort de Gœttlinger et la maladie de Riat ont été déterminées par l'oxyde de carbone; ce point n'est pas contestable.

« D'ailleurs, on ne retrouve pas à l'analyse d'oxyde de carbone, en si faible quantité que ce

(1) Je dois faire remarquer, contrairement à cette assertion, que l'extraction de l'oxyde de carbone par l'acide acétique, qui a été décrite plus haut, a toujours donné le même nombre que la différence des capacités respiratoires du sang.

soit, dans le sang des individus qui n'ont pas succombé à une intoxication oxycarbonique.

« D'autre part, nous ne pouvons nous expliquer autrement, par la disposition du poêle Chouberski dans le coffre de cheminée de la chambre habitée par Gœttlinger et Riat, les accidents produits chez tous les deux et auxquels Gœttlinger a succombé. »

J'ai tenu à reproduire cette observation, bien qu'elle présente une contradiction avec tout ce que j'ai observé et mesuré jusqu'ici chez les animaux quant à la durée de l'élimination de l'oxyde de carbone; mais quand un fait exceptionnel est signalé dans la science, il ne faut pas le négliger, car il peut servir de base à de nouvelles recherches et à de nouveaux progrès.

Depuis, M. Ogier et M. le Dr Socquet (1) ont publié la remarquable observation suivante sur une quadruple intoxication causée par un poêle mobile :

Le 27 octobre 1888, à 4 heures du matin, les sieurs Souvy, Saint-Paul, Hardy et Bellonte ont été trouvés, les deux premiers morts, les deux derniers sans connaissance, dans la chambre qu'ils occupaient en commun à l'en-

(1) Ogier et Socquet, *Annales d'hyg. publ. et de méd. légale*, 3e série, t. XXII, p. 276.

tresol au-dessus des magasins de MM. Boudier et Marie, dépositaires de levures de bière, situés au rez-de-chaussée, 33, quai des Tournelles et 2, rue de Poissy.

Hardy succomba à 4 heures de l'après-midi, Bellonte seul put être rappellé à la vie.

L'expertise médico-légale sur les causes de ce triple décès fut confiée à MM. Ogier et Socquet. Voici, en quels termes M. Ogier, chargé de l'expertise chimique, a établi les responsabilités :

I. — Nous procédons d'abord à l'examen spectroscopique des échantillons de sang prélevés lors des autopsies des nommés Hardy, Souvy et Saint-Paul. Les spectres d'absorption de ces trois échantillons sont bien ceux du sang contenant de l'oxyde de carbone ; ils sont formés de deux bandes obscures, entre les raies D et E ; ces bandes résistent à l'action du sulfhydrate d'ammoniaque. Il y a cependant une réduction partielle avec le sang des nommés Hardy et Saint-Paul ; il résulterait de cet examen sommaire que la proportion d'oxyde de carbone combiné n'est pas très considérable : avec le sang du nommé Souvy, la réaction spectroscopique est au contraire extrêmement nette, et par suite la proportion d'oxyde de carbone combiné semble beaucoup plus forte.

Pour confirmer ces premiers essais, nous

extrayons les gaz combinés au sang au moyen de la pompe à mercure. L'analyse de ces gaz y démontre la présence des quantités suivantes d'oxyde de carbone :

Oxyde de carbone extrait de 100 centimètres cubes de sang.

Sang de Hardy...................... $0^{cc},22$
— de Saint-Paul.............. 0 ,23
— de Souvy................... 2 ,00 (1)

Dans ces analyses, le gaz toxique est dosé par absorption dans une solution chlorhydrique de protochlorure cuivreux : une fois les lectures faites, le gaz absorbé est mis en liberté par addition d'un excès de potasse au chlorure cuivreux : on constate ensuite que ce gaz brûle avec une flamme bleue ; la présence de l'oxyde de carbone est ainsi démontrée.

Il résulte de ces analyses que la dose d'oxyde de carbone combiné est près de 10 fois plus considérable dans le sang de Souvy que dans celui des nommés Hardy et Saint-Paul : l'examen spectroscopique indiquait aussi cette disproportion, ainsi qu'on l'a vu plus haut.

(1) Je dois faire remarquer que ces nombres sont bien inférieurs à ceux que l'on aurait obtenus par le procédé que j'ai décrit en ajoutant au sang de l'acide acétique et en portant la température à 100°.

Il était intéressant d'examiner aussi le sang du nommé Bellonte, celui des quatre asphyxiés qui a pu être ramené à la vie. Le lundi 29 octobre, vers 6 heures du soir, M. le Dr Socquet a recueilli environ 2 centimètres cubes du sang du nommé Bellonte, au moyen d'une ventouse scarifiée appliquée dans la région lombaire. Ce sang, examiné au spectroscope, a présenté, faiblement il est vrai, mais nettement, la réaction spectrale de l'oxyde de carbone. Faute d'une quantité de sang suffisante, nous n'avons pu songer à extraire les gaz du sang par la pompe à mercure. La constatation faite par le spectroscope nous suffit pour affirmer que le sang du nommé Bellonte contenait encore de l'oxyde de carbone au moment de notre examen, c'est-à-dire plus de soixante heures après l'accident. On aurait peut-être pu déceler l'oxyde de carbone dans le sang après un temps plus long encore : il nous a été malheureusement impossible de faire une nouvelle expérience.

Rappelons que dans l'affaire Riat et Gœttlinger (1), tout à fait analogue à celle-ci, M. Gabriel Pouchet a aussi trouvé le spectre de l'oxyde de carbone dans le sang d'un individu qui avait survécu à l'asphyxie; comme

(1) Voyez p. 265 et suiv.

dans le cas que nous rapportons, le sang avait été recueilli sur le malade plus de soixante heures après l'intoxication.

II. — Il résulte de ce qui précède et des observations faites à l'autopsie que la mort des nommés Hardy, Souvy et Saint-Paul, et les accidents graves éprouvés par le nommé Bellonte doivent être attribués à une intoxication par le gaz oxyde de carbone.

Il nous reste à examiner par quelles causes le gaz toxique s'est répandu dans la chambre qu'occupaient les quatre victimes.

1° Le lundi matin, 29 octobre, nous nous rendons à l'établissement de **MM.** Marie et Boudier, 2, rue de Poissy. Pour l'intelligence de ce qui va suivre, nous décrirons sommairement la disposition des lieux.

Au rez-de-chaussée (fig. 19), se trouve le dépôt de levures de **MM.** Boudier et Marie : une cloison divise la grande pièce en deux parties, dont l'une forme un bureau dans lequel est installé le poêle Choubersky. Nous constatons que ce poêle paraît neuf, en très bon état; que le tirage s'effectue par le moyen d'un tuyau de tôle, qui gagne verticalement le haut de la pièce et se dirige ensuite, en suivant le plafond, jusqu'à l'angle de gauche : là, ce tuyau traverse le plafond à travers un joint en plâtre et regagne

le coffre des cheminées des étages supérieurs.
On ne voit dans le plafond aucune fissure qui
puisse faire communiquer directement l'air de
cette pièce avec la pièce située au-dessus.

A l'entresol (fig. 20) se trouve la pièce où cou-
chaient les nommés Hardy, Souvy, Saint-Paul
et Bellonte; on arrive à cette pièce par un
escalier suivi d'un corridor. La cloison qui

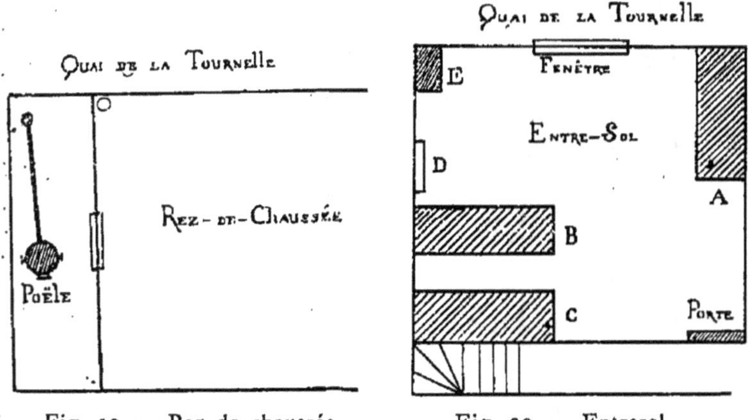

Fig. 19. — Rez-de-chaussée.   Fig. 20. — Entresol.

sépare la pièce de l'escalier et du corridor est
vitrée en partie. Dans la pièce se trouvent trois
lits (A, B, C,) : nous les figurons dans la position qu'ils occupaient lors de l'accident. Daprès
les renseignements qui nous ont été communi-
qués, le lit A était celui où couchait le nommé
Hardy; dans le lit B était le nommé Souvy,
dans le lit C les nommés Saint-Paul et Bellonte;
ce dernier était couché du côté de la cloison

vitrée : un des carreaux de cette cloison était brisé, et le trou avait été grossièrement obturé avec un caleçon.

Il y a dans cette pièce une cheminée (D) : le rideau en est baissé, et il est impossible de le lever, le bouton étant rivé au sol par un crampon de fer. Lorsque nous avons pénétré dans la pièce, les lames du rideau de la cheminée n'étaient pas tout à fait dans leur position normale; il nous a été dit qu'on avait tenté de les soulever isolément, dans le but de ventiler la chambre au moment où on a donné des soins aux victimes. Avant de procéder à nos expériences, nous avons remis les lames en place, c'est-à-dire dans la position qu'elles occupaient lors de l'accident.

C'est derrière le placard (E) que passe le tuyau du poêle Choubersky placé dans la pièce du rez-de-chaussée.

2º Nous cherchons d'abord à constater si réellement les produits de la combustion du poêle ont pu pénétrer dans la chambre de l'entresol. A cet effet, nous faisons brûler dans le poêle des matériaux propres à dégager beaucoup de fumée ; après quelques minutes, l'atmosphère de la chambre est pleine de fumée qui s'échappe par les interstices des lames du rideau de la cheminée. Nous vérifions qu'à ce moment il n'existe dans les appartements placés au-dessus de ladite chambre aucun foyer allumé : par suite, la fumée dont nous constatons la présence ne peut provenir que du rez-de-chaussée, et il est certain qu'il existe un point de communication entre la cheminée de la chambre et le tuyau par où s'échappent les produits de la combustion du poêle.

3° Le poêle est ensuite allumé avec de la braise, chargé de coke et mis en fonctionnement normal. La porte de la chambre de l'entresol est maintenue fermée; l'orifice du carreau cassé est grossièrement fermé avec un linge, à peu près comme il l'était le jour de l'accident.

Pour étudier la composition et la toxicité des gaz dégagés, nous procédons à diverses expériences dont voici le résumé :

Un flacon laveur (tube de Winkler), contenant quelques centimètres cubes de sang de porc défibriné, est placé près de la cheminée; à travers ce sang on fait passer bulle à bulle, très lentement, 5o litres de l'air de la chambre. L'analyse spectroscopique de ce sang démontre ensuite qu'il a fixé de l'oxyde de carbone.

La même expérience est recommencée, le lendemain 3o octobre, dans l'après-midi, et dans la nuit : 470 centimètres cubes de sang de porc ont été placés dans deux flacons laveurs, à travers lesquels on a fait circuler 55 litres de l'air de la chambre ; la vitesse d'écoulement de l'aspirateur a été réglée de telle sorte que le passage de ces 55 litres a duré plus de douze heures. Le lendemain, 31 octobre, le sang a été recueilli et transporté au laboratoire pour être analysé. Au spectroscope ce sang présente, avec la plus grande netteté, les caractères du sang oxycarboné. Nous pratiquons l'extraction des gaz combinés, et nous obtenons les résultats suivants :

100 centimètres cubes de sang dégagent 135 ,4 de gaz.

100 centimètres cubes de ces gaz contiennent :

Acide carbonique	74,91
Oxygène	4,64
Oxyde de carbone	0,52
Azote	19,93

D'après ces données, les 470 centimètres cubes du sang mis en expérience ont fixé 3^{cc},27 d'oxyde de carbone ; les 55 litres d'air de la chambre qui ont traversé le sang contenaient donc au moins cette dose d'oxyde de carbone.

4° D'autre part, nous avons recueilli le 30 octobre, vers le soir, des échantillons de l'air de la chambre en différentes places (près de la cheminée et au niveau des lits A et B). L'analyse a permis de constater directement la présence de l'oxyde de carbone, en petite quantité, dans ces gaz. Toutefois la dose du gaz toxique était trop faible pour pouvoir être mesurée avec précision dans une analyse directe, même par les méthodes analytiques les plus exactes (1).

Voici, abstraction faite de l'oxyde de carbone, la composition de l'air de la chambre, le 30 octobre, à 4 heures du soir (air puisé au niveau du lit A, près la fenêtre); quatre mesures ont été faites avec l'appareil de Doyère :

```
Volume...................................... 22,90
  —  après addition de potasse.............. 22,83
  —         —         de pyrogallate........ . 18,49
  —         —         de chlorure cuivreux ... 18,49
```

D'après ces données, la composition serait, pour 100 volumes d'air :

```
Oxygène..................... 18,95
Azote....................... 80,75
Acide carbonique ...........  0,30
                            ________
                            100,00
```

On sait que l'air normal contient en moyenne :

```
Oxygène..................... 20,81
Azote....................... 79,19
```

(1) On aurait pu employer avec succès le procédé de combustion par l'oxyde de cuivre qui permet de doser les moindres traces d'oxyde de carbone.

L'acide carbonique n'entre dans l'air pur que pour une proportion très faible, 3 p. 10,000 environ.

Or, ici nous trouvons une dose d'acide carbonique de 3 p. 1000 environ, c'est-à-dire 10 fois plus forte; en même temps l'oxygène est diminué (18,9 au lieu de 20,8) : cet excès d'acide carbonique et ce défaut d'oxygène indiquent bien que l'air de la chambre est altéré par des produits dé combustion.

Toutefois, cette altération est très faible, ou plutôt elle était très faible au moment où ont été faites les prises d'échantillon : en l'absence de toute trace d'oxyde de carbone, une atmosphère ayant la composition précitée ne pourrait être considérée comme irrespirable : il nous paraît très probable que l'air de la chambre, au moment où ont été pris les échantillons analysés, s'était sensiblement purifié, par suite de quelque circonstance restée inconnue (changement de température, tirage plus parfait du poêle, etc.), et que, lors de l'accident, comme aussi à certains moments de nos expériences, l'atmosphère de cette chambre s'est trouvée beaucoup plus profondément viciée que ne l'indiquerait l'analyse ci-dessus.

5° Quoi qu'il en soit, les expériences qu'il nous reste à rapporter démontrent avec la plus entière certitude qu'à certaines heures des journées des 29 et 30 octobre, les produits de la combustion du poêle déversés dans la chambre en ont rendu l'atmosphère mortelle pour des animaux.

Le 29, à 5 heures du soir, le poêle Choubersky étant en pleine combustion, nous plaçons dans la chambre 8 cages contenant 4 oiseaux (pinsons) et 4 cobayes : ces animaux sont installés par couples, sur chacun des lits A, B, C, et devant la cheminée D, à 50 centimètres environ du rideau.

Le 30 octobre au matin, les oiseaux et les cobayes sont encore vivants : à 10 heures du matin, les oiseaux placés devant la cheminée, sur le lit A et sur le lit C, sont morts. Les cobayes paraissent encore bien portants. Vers 3 heures de l'après-midi, nous trouvons étendu dans sa cage le quatrième oiseau placé sur le lit B (cet oiseau, transporté au dehors, est revenu à la vie); l'un des cobayes (lit B) est mort; les trois autres sont visiblement atteints. A 5 h. 1/2, ces cobayes sont mourants, étendus sur le flanc, presque inertes, mais respirant encore. A ce moment nous observons sur nous-même qu'un séjour de vingt minutes à peine dans la chambre amène une gêne sensible de la respiration et un commencement de céphalalgie marquée. Vers 6 heures, nous faisons retirer et éteindre le poêle Choubersky. Pendant la nuit l'atmosphère de la chambre se purifie peu à peu : le lendemain matin, les trois cobayes sont vivants et à peu près revenus à leur état normal.

Les animaux restés vivants sont ensuite sacrifiés, et nous procédons à l'examen spectroscropique du sang : on constate que le sang des huit animaux présente nettement la réaction spectrale de l'oxyde de carbone.

Il est donc démontré que, lorsque le poêle Choubersky du rez-de-chaussée est allumé, les produits de sa combustion peuvent pénétrer dans la chambre de l'entresol et en rendre l'atmosphère mortelle pour des animaux. La démonstration est complète, puisque, ainsi que nous venons de le dire, le poêle une fois éteint, les trois cobayes mourants ont pu revenir à la vie; c'est-à-dire qu'en supprimant la cause, on a aussi supprimé l'effet.

Conclusions. — I. Le sang des nommés Hardy, Souvy, Saint-Paul, qui ont succombé, le sang du nommé Bellonte qui a survécu, contiennent de l'oxyde de carbone. La mort des trois premiers, les accidents graves qu'a présentés le quatrième, doivent être attribués à une intoxication par l'oxyde de carbone.

II. Il est certain, d'après les expériences relatées plus haut, qu'il existe une fissure ou communication directe entre la cheminée de la pièce de l'entresol et le tuyau par où s'échappent les produits de combustion du poêle Choubersky placé dans le bureau du rez-de-chaussée. Nous avons en effet constaté :

Que, si l'on fait brûler dans le poêle des matériaux dégageant de la fumée, cette fumée se répand dans la pièce de l'entresol, où elle pénètre par les interstices des lames du rideau de la cheminée ;

Que, le poêle étant chargé de coke et mis en combustion normale, l'air de la chambre, au bout de peu de temps, contient de l'oxyde de carbone, gaz toxique qui se produit en abondance dans la combustion des poêles du système Choubersky ou autres analogues ;

Que l'atmosphère de cette chambre devient ainsi irrespirable et peut amener la mort des animaux qui y sont placés.

En résumé, la mort des nommés Hardy, Souvy, Saint-Paul, et les accidents qu'a présentés le nommé Bellonte, ont été causés par les gaz toxiques émanés du poêle Choubersky placé dans la pièce du rez-de-chaussée. C'est par la cheminée de la pièce de l'entresol que ces gaz ont pénétré dans ladite pièce ; il existe sûrement, entre la cheminée et le tuyau du tirage du poêle Choubersky, une fissure ou voie de communication directe, dont l'existence et l'emplacement exact pourront sans doute être déterminés par une expertise ultérieure.

Ces conclusions ont été pleinement confirmées par l'examen que M. Crivelli, architecte expert, a fait du coffre de la cheminée :

En démolissant avec précaution le coffre de cheminée, on a constaté la disposition indiquée par la figure 21 : le coffre où était ajusté le tuyau du poêle Choubersky était ou plutôt paraissait être indépendant, ainsi que l'exigent les règlements ; il montait verticalement jusqu'au toit et l'on comprend fort bien que le fumiste chargé d'installer ce poêle n'ait pu rien constater d'anormal ; d'autre part, la cheminée avait aussi un coffre de tirage indépendant, qui s'inclinait de la cheminée vers le coffre précédent et montait ensuite parallèlement à celui-ci : c'est au point marqué A sur la figure, qu'une dégradation, peut-être fort ancienne, s'était produite et avait laissé entre les deux coffres une petite ouverture par où s'est faite la communication.

Rien de plus facile, dès lors, que d'expliquer comment les choses se sont passées : le mélange gazeux produit par la combustion, mélange plus lourd que l'air, s'est accumulé dans le

coffre jusqu'au niveau de l'ouverture A. De là
ces gaz sont redescendus, au moins en partie,
par le coffre de la cheminée et ont pénétré dans

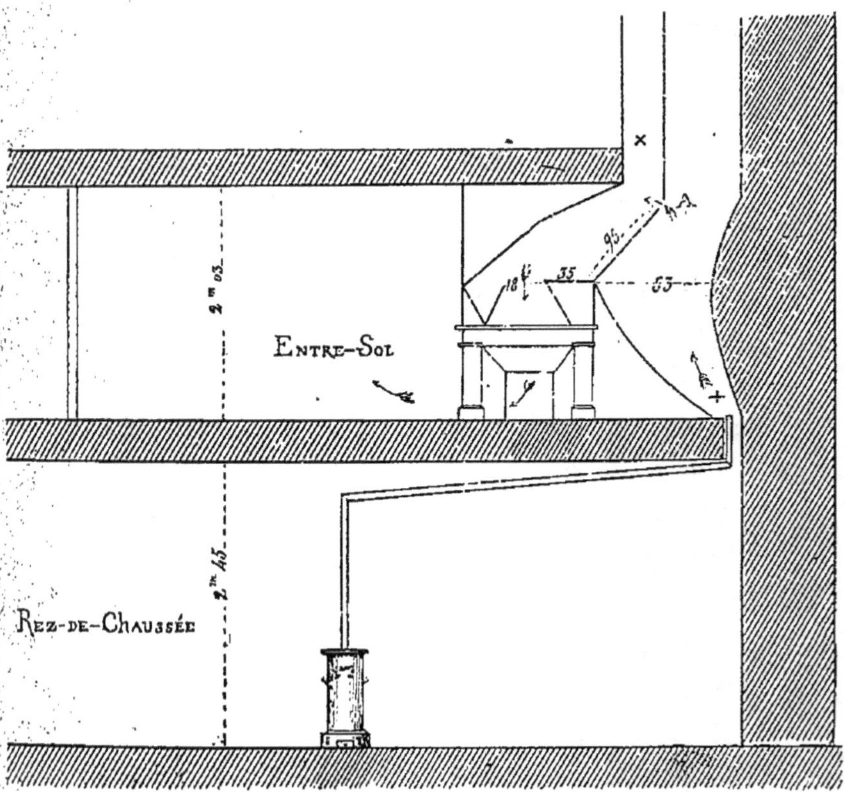

Fig. 21. — Plan du rez-de-chaussée et du premier étage.

la chambre. Il est certain que si le tirage avait
été énergique, ces gaz, au lieu de redescendre,
auraient continué leur ascension ; mais un appareil du genre des poêles mobiles, du moins des
poêles mobiles existant actuellement, ne peut

pas avoir un tirage énergique, par suite du principe même de ces appareils : si le tirage était considérable, il y aurait beaucoup de charbon brûlé et beaucoup de chaleur perdue : le poêle mobile deviendrait un poêle ordinaire, et n'aurait plus les avantages économiques qui ont fait adopter ce système de chauffage.

Nous devons encore faire remarquer qu'ici une circonstance particulière a favorisé la descente du gaz toxique dans la chambre des victimes : la porte de cette chambre joignait très mal : il y avait un espace de plusieurs centimètres entre le bas de cette porte et le plancher : or nous avons constaté qu'à certains moments il se faisait par cet espace un appel d'air dirigé de la chambre vers l'extérieur : cet appel d'air a dû contribuer dans une large mesure à la rentrée dans la chambre des produits de la combustion. »

Enfin, parmi les récits nombreux d'accidents que rapportent chaque hiver les journaux politiques, nous citerons le fait suivant, qui a été publié le 10 novembre 1889 :

« Les habitants de la rue de Constantinople ont été péniblement impressionnés, hier, dans l'après-midi, en apprenant que deux jeunes gens, mariés de la veille, avaient été trouvés mourants dans leur domicile.

« En effet, vers 4 heures, la mère de la jeune mariée se présentait au nouveau domicile de sa fille. N'ayant pas reçu de réponse, elle fut prise d'inquiétude et fit ouvrir par un serrurier la porte du logement des jeunes mariés.

« Un triste spectacle frappa les yeux de la pauvre mère : les jeunes époux étendus dans leur lit ne donnaient plus signe de vie.

« Ils avaient été à demi asphyxiés par l'oxyde de carbone qui s'était dégagé d'un poêle placé dans cette chambre.

« Des médecins prévenus accoururent en toute hâte et prodiguèrent des soins aux jeunes mariés qu'ils rappelèrent bientôt à la vie. Cependant leur état est grave. »

Il ne se passe guère de mois où l'on n'ait à enregistrer un malheur de ce genre.

§ 4. *Mesures administratives.* — M. Bezançon, chef de division à la préfecture de police, démontra à la Société de médecine publique, textes en main, que l'administration était absolument désarmée et qu'elle ne pouvait pas sévir dans des cas d'empoisonnement produits par les poêles mobiles.

L'administration, ne pouvant pas sévir contre les coupables, eut soin de prévenir ses administrés.

C'est ce que fit, sur l'avis du conseil d'hygiène, la préfecture de police. Une instruction fut rédigée par une commission où siégeaient MM. Delpech, Armand Gautier, Lalanne et du .Souich, rapporteur. Cette instruction, la voici :

« Les combustibles destinés au chauffage et à la cuisson des aliments ne doivent être brûlés que dans des cheminées, poêles et fourneaux qui ont une communication directe avec l'air extérieur, même lorsque le combustible ne donne pas de fumée. Le coke, la braise et les diverses sortes de charbon qui se trouvent dans ce dernier cas, sont considérés à tort par beaucoup de personnes, comme pouvant être brûlés impunément à découvert dans une chambre abritée. C'est là un préjugé des plus fâcheux ; il donne lieu, tous les jours, aux accidents les plus graves, quelquefois même il devient cause de mort. Aussi doit-on proscrire l'usage des braseros, des poêles et des calorifères portatifs de tout genre qui n'ont pas de tuyaux d'échappement au dehors. Les gaz qui sont produits pendant la combustion par ces moyens de chauffage et qui se répandent dans l'appartement, sont beaucoup plus nuisibles que la fumée de bois.

« Il ne suffit pas que les poêles portatifs soient munis d'un bout de tuyau destiné à être simplement engagé sous la cheminée de la pièce à chauffer. Il faut que cette cheminée ait un tirage convenable.

« Il importe, pour l'emploi de semblables appareils, de vérifier préalablement l'état de ce tirage, par exemple à l'aide de papier enflammé. Si l'ouverture momentanée d'une communication avec l'extérieur ne lui donne pas l'activité nécessaire, on fera directement un peu de feu dans la cheminée avant d'y adapter le poêle, ou, au moins, avant d'abandonner ce poêle à lui-même. Il sera bon, d'ailleurs, dans le même cas, de tenir le poêle un certain temps en *grande marche* (avec la plus grande ouverture du régulateur).

« On prendra scrupuleusement ces précautions chaque fois que l'on déplacera un poêle mobile.

« Le poêle mobile devra être surveillé constamment, surtout s'il est en *petite marche* (le régulateur donnant la plus petite issue au gaz de la combustion); alors, surtout, la pièce où il est placé recevra régulièrement du dehors l'air nécessaire à son assainissement en même temps qu'à l'entretien de la combustion, sans qu'on cherche à faire des emprunts à des pièces voisines à raison de la dépendance qui peut exister entre les cheminées de ces pièces sous le rapport du tirage : si une pièce voisine a un chauffage propre, son foyer pourrait déterminer un appel en sens inverse. Pour une raison semblable, lorsqu'on transporte un poêle d'une pièce à une autre voisine, on devra éviter de laisser une communication ouverte entre ces deux pièces.

« On se tiendra en garde, principalement dans les cas où le poêle est en *petite marche*, contre les perturbations atmosphériques qui pourraient venir paralyser ce tirage et même déterminer un refoulement des gaz à l'intérieur de la pièce.

« Lorsque les produits de la combustion doivent être portés au dehors par un tuyau spécial fixe auquel s'adapte celui du poêle mobile, il est essentiel que la hauteur, la section et les dispositions de ce tuyau lui assurent un tirage convenable.

« A moins de dispositions exceptionnelles qui assurent le tirage d'une manière absolument certaine, on s'abstiendra de laisser séjourner un poêle mobile la nuit dans une chambre à coucher, surtout un poêle en *petite marche*; il faut toujours se défier de la fermeture partielle d'un régulateur placé sur le tuyau d'un appareil de chauffage.

« On ne saurait trop s'élever contre la pratique dangereuse de fermer complètement la clef d'un poêle ou la trappe intérieure d'une cheminée qui contient encore de la braise allumée. C'est là une des causes d'asphyxie les plus communes. On conserve, il est vrai, la chàleur dans la chambre; mais c'est aux dépens de la santé et quelquefois de la vie. »

Cette instruction est très sage et complète; elle a certainement rendu de grands services. Mais son indiscutable utilité est la preuve que les inventeurs des poêles mobiles n'ont pas définitivement créé l'appareil-type de chauffage des appartements.

§ 5. *Conseils pratiques.* — On ne saurait être trop prudent dans l'emploi des poêles mobiles. Il faut donc se mettre à l'abri d'un accident, toujours possible.

Le plus simple serait de renoncer à l'emploi des poêles mobiles.

Mais comme ce système de chauffage a pris droit de cité parmi nous, il faut être averti de la présence, même en très minime proportion de l'oxyde de carbone dans l'atmosphère que nous respirons : le réactif le plus sensible, c'est l'oiseau.

Il suffirait de placer dans l'appartement une cage contenant un ou plusieurs petits oiseaux (la dose toxique pour le moineau est 1 p. 450) pour êrte averti du danger que l'on peut courir.

L'épreuve pratique de cet essai a été faite : deux perruches placées dans une cage au milieu d'un salon chauffé par un poêle mobile moururent subitement; ce fut un avertissement qui préserva plusieurs personnes d'accidents qui auraient pu devenir mortels.

Art. 6. *Le chauffage des voitures.*

M. le Dr Galippe a signalé un nouveau mode d'intoxication par l'oxyde de carbone.

Grâce aux hivers rigoureux que nous traversons, dit-il (1), les voitures de place chauffées ont augmenté de nombre. L'ancien procédé de chauffage par la boule d'eau chaude a été remplacé par un appareil qui présente des avantages, mais aussi des dangers.

La chaufferette actuelle se compose d'un tiroir dans lequel on introduit une brique de charbon dit de *Paris*, du poids d'environ 300 grammes et pouvant brûler près de quatorze heures, en dégageant une chaleur considérable. Ce tiroir entre dans une enveloppe métallique, aux deux extrémités de laquelle sont ménagées des ouvertures permettant l'accès de l'air, qui s'échauffe et s'échappe par les trous disposés à cet effet. Latéralement cette enveloppe métal-

(1) Galippe, *Annales d'hygiène*, 1880, 3e série, t. III, p. 261.

lique communique également avec *le tiroir au charbon* par plusieurs ouvertures par lesquelles s'échappent les gaz produits par la combustion. Celle-ci est alimentée également par l'air extérieur qui pénètre dans le tiroir par quelques trous. Ainsi donc l'acide carbonique, l'oxyde de carbone, qui résultent selon toute probabilité de la combustion du charbon, sans préjudice des autres produits volatils odorants, se dégagent dans l'espace clos et restreint (voiture, compartiment de chemin de fer) où ces appareils fonctionnent.

M. le Dr Armand Gautier (1), chargé de procéder à l'examen de ces briquettes et de déterminer la vraie cause et le mécanisme des accidents qu'elles peuvent entraîner, a constaté qu'elles sont formées d'un charbon qui paraît n'être que du poussier de coke aggloméré par une forte pression après avoir été mélangé d'une substance qui sert à la fois à rendre la masse cohérente et lentement combustible. Sur certains points de la briquette on remarque, à la loupe, comme des efflorescences salines, et de petites parcelles blanches qui semblent pénétrer la masse.

(1) Gautier, *Dangers du chauffage des voitures publiques par la combustion lente de charbons agglomérés* (*Annales d'hygiène*, 3e série, tome VII, p. 335).

« Lorsqu'on allume ces briquettes préparées, dit M. A. Gautier, elles brûlent lentement et sans flamme, à moins qu'on ne les échauffe directement dans un foyer, auquel cas la partie rouge s'entoure d'une auréole gazeuse vert bleuâtre pâle qui s'éteint rapidement dès que l'échauffement de la masse diminue. On ne saurait douter que cette flamme ne soit presque uniquement due à la combustion de l'oxyde de carbone, et que ce dernier corps ne soit avec les cendres le produit principal de l'oxydation lente et sans flamme de ces briquettes spéciales.

« J'ai examiné comment elles avaient pu être fabriquées. Lorsqu'on les épuise à l'eau, on en extrait une substance soluble qui n'est autre que du silicate de soude. Le charbon lavé retient lui-même une matière étrangère qui paraît être le bioxyde de manganèse. En effet, après la combustion, les cendres, fondues avec de la potasse en excès, donnent du manganate vert de potasse.

« Ces briquettes ont donc été très probablement fabriquées en agglomérant, grâce à une forte pression, du poussier de coke, préalablement mélangé de bioxyde de manganèse, avec une solution concentrée de silicate de soude.

« Dans d'autres cas on se borne à imprégner

le charbon fortement aggloméré d'une solution concentrée de nitrate de plomb, qui lui communique la propriété de brûler ensuite lentement, comme le ferait de l'amadou.

' « Ces briquettes en brûlant produisent, disais-je, surtout de l'oxyde de carbone. Leur combustion est très lente ; d'après mes essais, l'une d'elles allumée par un bout n'a perdu que 77 grammes en 6 heures. Ce charbon laisse en brûlant 20 p. 100 de cendres. C'est donc 12 grammes et demi de charbon qui brûlent en 1 heure et donnent donc 23 grammes d'oxyde de carbone, ou 18 litres de ce gaz plus ou moins mélangé d'acide carbonique. La température de combustion est aussi basse que possible, la quantité d'air dépensée à peine suffisante pour entretenir la combustion qui souvent même ne se continue pas : toutes ces conditions sont favorables à la transformation presque intégrale du charbon en oxyde de carbone.

« Nous croyons très dangereux dans certains cas, et pour le moins très imprudent dans tous, de respirer même 15 ou 20 minutes dans un espace clos tel que celui d'une voiture fermée, où se produit lentement, mais continuellement, de telles quantités d'oxyde de carbone. »

De là, pour les personnes qui restent un certain temps dans un pareil milieu, production d'un ensemble de phénomènes plus ou moins marqués, suivant le temps, l'aération de la voiture, la susceptibilité personnelle, et qui consiste en migraines, vertiges, nausées, et quelquefois même, comme cela a été observé, en vomissements. Chez une personne qui était restée plusieurs heures dans un wagon de chemin de fer chauffé par ce procédé, ces accidents ont présenté une certaine gravité.

M. Tanret a signalé dans le charbon de Paris la présence d'un sel de plomb destiné à en favoriser la *combustion lente*, et il a insisté avec raison sur les dangers que présentait pour la santé l'expansion dans l'atmosphère des cuisines ou des appartements de ces vapeurs plombifères.

La mauvaise odeur dégagée par ces appareils expliquera pourquoi les cochers de fiacre, hygiénistes sans le savoir, laissent ouvertes les glaces de leur voiture, au grand détriment de la température, mais au grand bénéfice des voyageurs. Il suffit de pénétrer dans une voiture chauffée dont les glaces sont relevées depuis longtemps, pour se faire une idée des faits ci-dessus énoncés.

A Paris, le Préfet de police, considérant que

l'emploi de charbons ou briquettes pour le chauffage des voitures présente des dangers lorsque les gaz produits par la combustion ne se dégagent pas à l'extérieur des voitures, et que des cas d'intoxication par l'oxyde de carbone ont déjà été constatés dans certaines voitures pourvues de ce mode de chauffage, a rendu, en décembre 1889, une ordonnance dans ces termes :

ARTICLE PREMIER. Les charbons ou briquettes ne pourront plus être utilisés comme mode de chauffage des voitures de place et de remise, à moins que les chaufferettes ne soient disposées de telle sorte que les gaz de la combustion se dégagent directement à l'extérieur.

ART. 2. Les contraventions à la présente ordonnance seront constatées par des procès-verbaux ou rapports qui nous seront transmis par des fonctionnaires préposés ou agents qui les auront dressés, pour être déférés aux tribunaux compétents.

On gelait littéralement dans les fiacres depuis la dernière circulaire du préfet de police sur le chauffage des voitures publiques. A la suite des réclamations justifiées qui se sont produites, l'administration, par une ordonnance nouvelle, a modifié les instructions précédentes en ce qu'elles avaient de trop absolu.

Voici la teneur de ce document.

« La récente ordonnance de police concernant le chauffage des voitures de place n'interdit pas d'une façon absolue l'usage des briquettes. Elle se borne à faire défense aux cochers de les laisser en permanence dans leur véhicule non occupé ; le seul but visé par cette ordonnance étant, en effet, d'éviter aux voyageurs entrant dans une voiture les inconvénients qui pourraient résulter pour eux d'une accumulation des gaz éminemment toxiques produits par la combustion desdites briquettes.

« Mais il est bien évident qu'il ne saurait y avoir de contravention relevée contre les cochers qui, sur la demande d'un client et aux risques et périls de ce dernier, lui prêteraient l'appareil à briquettes que quelques-uns d'entre eux placent en ce moment sous leurs pieds. »

Nous ajouterons, avec M. Arm. Gautier, qu'il y a lieu d'inviter les industriels à présenter des projets et à faire des études pour l'adoption d'un mode de chauffage moins dangereux.

L'emploi de divers autres modes de chauffage, tels que : eau chaude, sels cristallisables, etc., étant reconnu pratique, celui des briquettes de charbon ou de tout autre combustible dans l'intérieur des voitures doit être prohibé, à moins qu'on ne parvienne à établir un système de tirage appliqué sur la chaufferette même, qui écoule directement et complètement au dehors les dangereux produits de la combustion lente du charbon.

CHAPITRE VI

TRAITEMENT DE L'INTOXICATION OXYCARBONÉE.

ARTICLE Ier. *Premiers secours.*

La première chose à faire lorsqu'on se trouve en présence d'un cas d'asphyxie par l'oxyde de carbone, c'est de transporter le malade hors de l'atmosphère toxique, d'ouvrir toutes les issues closes et donner un large accès à l'air extérieur; exposer la victime au grand air, la tête élevée; frictions sèches ou avec des liquides aromatiques, persistantes; essuyer avec des serviettes chaudes; vives aspersions d'eau froide sur le visage, en évitant d'en faire entrer dans la bouche; faire respirer avec précaution de l'ammoniaque, de l'acide acétique concentré, une allumette enflammée.

M. le Dr Barthélemy (1) a raconté en grand détail un cas d'intoxication par les vapeurs de

(1) Barthélemy, *Intoxication par les vapeurs de charbon (Annales d'hygiène,* 1881, t. VI, p. 407).

charbon, avec coma, convulsions toxiques et cloniques subintrantes, contractions consécutives, éruption acnéiforme du tronc et de la face, troubles intellectuels graves, délire, collapsus, puis hébétude et amnésie, persistance de ces derniers phénomènes.

Il est même douteux qu'on puisse arriver à un degré plus voisin de la mort et revenir ensuite assez rapidement a une santé relative.

Dans ce cas, le traitement rationnel et énergique qui fut institué n'a pas été étranger au résultat favorable.

Voici en quoi il a consisté :

« 1° Excitations cutanées diverses, ayant pour but de réveiller le réflexe respiratoire.

« 2° Saignée abondante.

« 3° Injections hypodermiques d'éther à dose élevée.

« 4° Enfin, l'aération, la ventilation, l'inhalation d'oxygène ayant pour but de forcer ou tout au moins de hâter l'hématose, tant sur les globules anciens épargnés que sur les globules de nouvelle formation. »

Art. 2. *Respiration artificielle.*

Dans le cas d'intoxication peu avancée, quand le patient respire encore plus de sept fois par minute, il faut pratiquer la respiration artificielle, jusqu'à ce que les mouvements respiratoires reviennent à leur chiffre normal : c'est le meilleur moyen d'activer l'élimination du poison.

Dans certains cas, il a fallu continuer les manœuvres de la respiration artificielle pendant plusieurs heures, pour ramener les mouvements respiratoires spontanés.

Ainsi le médecin doit être bien averti que ces manœuvres faites, soit en élevant et en abaissant les bras, soit en comprimant les parois thoraciques, doivent être continuées avec une grande persévérance.

M. le professeur Rouget me racontait, à ce propos, qu'un jeune enfant qui était accidentellement tombé la tête la première dans un récipient plein d'eau présentait tous les signes de l'asphyxie complète et de la mort; cependant M. Rouget ne se découragea point, il pratiqua aussitôt la respiration artificielle par la compression du thorax, et ce n'est qu'au bout d'un quart d'heure qu'il vit revenir les mouvements respiratoires spontanés; cependant l'enfant avait des lésions pulmonaires graves; il fut longtemps malade, mais enfin il se rétablit complètement.

M. le docteur Butte m'a communiqué une autre observation :

Il administrait du chloroforme à une dame qui devait subir une opération chirurgicale; les mouvements respiratoires s'arrêtèrent tout d'un coup; la pâleur de la face, l'immobilité absolue, tous les signes de la mort effrayèrent beaucoup les parents et les médecins, mais ceux-ci se mirent à pratiquer aussitôt la respiration artificielle, et c'est seulement un quart d'heure après que la patiente revint à la vie par le rétablissement des mouvements respiratoires.

Une intervention prompte et active du médecin dans l'établissement de la respiration artificielle peut avoir des résultats aussi heureux dans des cas d'empoisonnement par l'oxyde de carbone, qui deviendront, je l'espère, *de moins en moins fréquents* dans l'avenir.

Art. 3. *Transfusion du sang*.

MM. Kuhne et Pfol (1) ont étudié expérimentalement l'influence de la transfusion soit seule, soit associée à d'autres moyens, sur l'intoxication oxycarbonée; voici les conclusions de leur travail :

I. Des animaux, empoisonnés jusqu'à complète insensibilité de la conjonctive, reviennent

(1) Kuhne et Pfol, *Centralblatt für medicinische Wissenschaften*, t. II, p. 134, année 1861.

à eux-mêmes sans intervention artificielle, lorsque leur respiration n'est pas tombée au-dessous de deux par minute.

II. Des animaux, réduits par l'oxyde de carbone à respirer une fois par minute, ne reviennent pas à eux sans une intervention artificielle.

Dans ce cas, il suffit, en général, d'une saignée légère pour ramener la sensibilité de la conjonctive et des battement rapides et réguliers du cœur.

III. Si la respiration est supprimée par l'intoxication pendant quelques minutes seulement, le retour à la vie par la saignée et la respiration artificielle devient impossible malgré les battements persistants du cœur.

IV. La transfusion d'un sang apte à respirer rappelle les animaux à la vie, même après une cessation prolongée de la respiration (7 minutes), à une période où les battements de l'appareil circulatoire sont complètement supprimés et où l'animal se trouve à l'état de relâchement complet après des secousses et contractures tétaniques.

La respiration au début est à peine percep-

tible, mais monte rapidement après dix minutes
environ, jusqu'à 16, en même temps que le
pouls devient régulier et bat 100-120.

Toutes les transfusions ont été faites avec
du sang de chien battu, défibriné et soigneusement filtré.

Le sang rouge clair oxygéné par le battage à
l'air libre fut chauffé à 35° et injecté par une
des veines jugulaires, la seconde veine servant
à la soustraction d'une égale quantité d'un
sang rouge cerise intoxiqué.

La quantité de sang soutirée et remplacée
n'a jamais dépassé le cinquième du volume
total du sang.

Les auteurs des expériences précédentes
paraissent avoir fait respirer aux animaux des
vapeurs provenant de la combustion du charbon, sans qu'on ait fait le dosage de l'oxyde
de carbone que renfermaient ces vapeurs.

Nous avons repris, M. Laborde et moi (1),
ces expériences en nous plaçant dans des conditions toujours les mêmes, après avoir fait
respirer aux animaux un mélange contenant un
centième d'oxyde de carbone.

Dans un grand sac en caoutchouc nous avons

(1) Ces recherches comparatives ont été faites dans
le Laboratoire de M. Laborde, à la Faculté de médecine de Paris.

introduit, à l'aide d'un soufflet et d'un compteur à gaz, 198 litres d'air auxquels nous avons ajouté 2 litres d'oxyde de carbone pur.

C'est ce mélange que nous faisons respirer par un chien dont la tête a été recouverte d'une muselière de caoutchouc fixée par un tube en T à deux soupapes à eau, de sorte qu'à chaque inspiration l'animal aspirait à travers le premier flacon un certain volume du mélange gazeux, tandis que l'air expiré s'échappait par le deuxième flacon dans l'air ambiant.

Première expérience. — Chien terrier de taille moyenne, jeune et vigoureux, du poids de 14 kilogrammes.

A 2 h. 55 m., commencement de l'inhalation du mélange.

A 3 h. 3 m., premières modifications respiratoires caractérisées par l'inspiration plus ample, et surtout diaphragmatique.

A 3 h. 5 m., premiers mouvements d'agitation, suivis d'efforts inspiratoires et d'accélération des mouvements du cœur, que traduit une longue aiguille implantée dans un espace intercostal jusqu'au contact de l'organe.

A 3 h. 10 m., respiration suspirieuse, avec ronflement bruyant; vive agitation; cris de détresse; urination.

3 h. 13 m., allongement et raidissement des pattes; respiration agonique; le cœur continue ses battements rythmiques, mais affaiblis. Insensibilité complète de la cornée.

3 h. 15 m., après une courte reprise partielle, la respiration s'arrête définitivement; le cœur continue encore, durant quelques secondes, des contractions faibles et irrégulières, auxquelles succède une sorte de trémulation myocardique terminale.

L'animal est mort.

La mort s'est produite, avec la série des accidents qui l'ont précédée, dans l'espace de 20 minutes. C'est là, en effet, la limite moyenne qui va nous servir d'indication type, pour le moment extrême de l'intervention.

Il est, en outre, facile d'apprécier assez exactement la quantité du mélange total qui a été nécessaire pour déterminer la mort : cette quantité a été de 100 litres, c'est-à-dire de la moitié environ du mélange, ce qui fait 1 litre d'oxyde de carbone.

Nous répétons alors l'expérience, exactement dans les mêmes conditions, mais en y ajoutant l'essai de transfusion directe, au moment où la terminaison est jugée irrémédiable.

Deuxième expérience. — Les deux animaux sont d'abord préparés, le premier pour donner, au moment voulu, du sang artériel par l'artère carotide primitive droite, le second pour recevoir le sang par la veine crurale, celui-ci étant destiné à l'intoxication oxycarbonée, comme dans le cas qui précède.

A 4 h. 55 m., la respiration du mélange toxique commence.

A 5 h. 10 m., c'est-à-dire vers la dixième minute, premiers efforts inspiratoires, suivis de cris plaintifs, avec agitation ; émission abondante d'urine ; accélération des battements du cœur, traduits par une longue aiguille.

A 5 h. 18 m., respiration suspirieuse, surtout diaphragmatique, de plus en plus ralentie et agonique ; les battements du cœur continuent à peine, très irréguliers et affaiblis ; la cornée est insensible.

A 5 h. 20 m., la respiration paraissant suspendue et le cœur ne donnant plus que quelques trémulations, par l'intermédiaire de l'aïguille, la communication est rapidement établie entre l'artère du chien vivant et la veine de l'animal intoxiqué, en même temps que la prise de l'atmosphère toxique est suspendue ; le sang passe par vives saccades, que traduit le tube élastique de communication.

Dès les premières secondes d'écoulement,

on voit manifestement le cœur se ranimer, ses battements s'accélèrent et reprennent leur rythme; puis la respiration revient lentement et faiblement d'abord, ensuite, et peu à peu, plus fréquente et plus ample.

Vers la troisième minute, elle est rétablie complètement avec son rythme normal, de même que le fonctionnement du cœur.

L'œil de l'animal a repris sa vivacité. La communication sanguine est suspendue, et à 5 h. 25 m., c'est-à-dire 5 minutes après le commencement de la transfusion, le chien tout à l'heure mourant, et pouvant certainement, d'après les indications fournies par le premier témoin abandonné à lui-même, pouvant, disons-nous, être considéré comme irrémédiablement perdu sans notre intervention, est maintenant, et grâce au sang nouveau qu'il a reçu, complètement ramené à la vie.

Nous avons répété plusieurs fois ces expériences et nous avons mesuré la capacité respiratoire du sang, au moment de l'intoxication; elle était égale à 5,6 au lieu de 24, chiffre normal; 50 secondes après le début de la transfusion nous avons obtenu une capacité respiratoire égale à 11,8; déjà la capacité respiratoire avait doublé, ce qui explique le prompt rétablissement de l'animal.

Mais nous devons faire remarquer que, dans des cas graves d'intoxication chez l'homme, la transfusion du sang doit être faite aussi rapidement que possible, car cette opération ne peut plus avoir d'efficacité si le cœur est arrêté, elle serait tout à fait inutile plusieurs heures après l'intoxication, pendant la période d'élimination de l'oxyde de carbone.

M. le professeur Leyden a injecté avec succès dans les veines d'un homme empoisonné par l'oxyde de carbone du sang défibriné provenant d'une saignée du bras.

Quant aux dangers de la transfusion, il ne faut pas les exagérer : quelques embolies dans les poumons, dit M. Leyden, sont moins à redouter que l'oxyde de carbone dans le sang, et dans les cas où il est indiqué d'intervenir, la transfusion agissant à coup sûr, il ne faut point se contenter des agents purement médicaux plus ou moins insuffisants.

TABLE DES MATIÈRES

5261-90. — CORBEIL. Imprimerie CRÉTÉ.

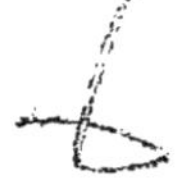